百歳まで歩く

正しく歩けば寿命は延びる!

田 中 尚 喜

幻冬舎文庫

百歳まで歩く

正しく歩けば寿命は延びる！

はじめに

理学療法士として就職したての頃に、私が奇妙に思ったことからお話ししましょう。

整形外科を訪れる患者さんたちの大半が、筋肉のことを「すじ」と呼ぶ現象です。中高年世代で、膝痛や腰痛のある患者さんたちに、「先生、すじが張るんですよ」「ここが痛むんですが、これはすじですか？」などと治療の合間に相談されました。患者さんの口からたびたび出るこの「すじ」。実際に患者さんが痛いと指す部分は、ヒラメ筋や脊柱起立筋《せきちゅうきりつきん》というれっきとした筋肉、正確にはすじではありません。

そして、それから18年たった現在も、筋肉のことをそう呼ぶ患者さんの数は相変わらずなのです。

たしかに、「すじ」を漢字で書くと「筋」で、ビーフシチューに入っている

〝すじ肉〟と呼ばれる部分もウシの筋肉が集まっている部位。しかし、その程度のことでわざわざそう呼ばなくてもよさそうなものです。

なぜ、素直に「筋肉」と言わないのでしょうか？

これには、多くの人が（知らず知らずのうちに）抱いている筋肉のイメージがあるように思います。「筋肉もりもり」や「筋肉質」といった言葉に代表される、筋肉の逞しいイメージ。このイメージが強ければ、若いときの筋肉ならまだしも、今のそれは弱々しい、だからすじくらいがちょうどいい、となるのでしょう。つまり、すじ呼ばわりは、年齢とともに自分の筋肉を現役扱いしなくなる、深層心理の表れでもあるわけです。

しかし実際には決して、若いときだけが筋肉の現役ではありません。そもそも筋肉というのは、他の身体器官や身体機能に比べて老化の影響が極めて少ない組織。たとえ90歳でも100歳でも、筋肉は一生、現役なのです。

加齢よりももっと、「立つ、歩く」といった基本的な動作や普段の姿勢の影響を筋肉は強く受け、悪い動作やよくない姿勢をしてきた年月だけ、その人の筋力が弱っていくわけです。

　また、若いときにいくらスポーツで鍛えたとしても、現在、運動習慣がないなら、筋力は低下するばかり。運動不足に加え、姿勢や歩き方が悪いままでは、この先は坂道を転がるように筋肉が弱っていく。それを想像していただければ、筋肉をのん気に「すじ」なんて呼んで、痛いときだけ気にしているわけにはいきません。

　筋肉に引退なし。中高年からの筋肉習慣は、自分の筋肉を若いときと変わらずに現役扱いすることから始まります。また、身体の柔軟性は20歳から45歳くらいまで段階的に低下するものの、それを過ぎると低下が横ばいになるため、筋力トレーニングを始めるなら中高年世代が絶好のチャンスといえます。

　本書は、中高年以降から筋力を維持するための、筋肉習慣に焦点を絞りました。体力や筋力がつく基本トレーニング、筋力低下が原因で起きる各症状の改善トレーニング、腰痛と膝痛の限定トレーニング、歩き方や姿勢を変えるトレーニングなど、どのトレーニングでアプローチをするかはみなさん次第。中高年だからこその筋肉習慣、身につけておけば、30年後、40年後も自分の足でしっかり立って歩いているはずです。

目次

第1章 今、本当に必要な「筋肉づくり」

第2章

実践しよう！年代別筋力向上トレーニングプログラム

第3章

実践・筋肉別の筋力回復トレーニング

第4章 腰痛・膝痛の再発予防トレーニング

第5章 姿勢、歩き方を見直して「筋肉づくり」

第1章

今、本当に必要な「筋肉づくり」

筋肉をどう鍛えるか。
その前に、筋肉とはそもそも
どんな働きをするものか。
中高年以降の筋肉はどのように
変容するのかを理解しておくと、
これから始める「筋肉づくり」の、
優先順位がわかります。

体重の半分が筋肉

身体のあらゆる動きを常にプロデュースしている筋肉。全身にいくつもある筋肉の名前はほとんど言えないとしても、みなさんは自分の身体の筋肉の性質について、どれくらい知っているのでしょうか。

というのも、身体にある筋肉には自分の意思で動かせない筋肉もあるのです。筋肉は大きく①内臓を動かす平滑筋《へいかつきん》、②心臓を形成していて収縮運動で心臓をポンプのように動かす心筋《しんきん》、③関節を動かす骨格筋《こっかくきん》の3種類に分けられます。

このうち、①の平滑筋と②の心筋は自律神経やホルモンによってコントロールされているので、意識的に動かそうとしても動かすことができません。

移動や姿勢など、私たちが意思を持ってなんらかの運動動作を行うことで自由に動かすことができる筋肉は、③の骨格筋だけです。だから、通常、「筋肉」や「筋力」というときには平滑筋や心筋は含まれず、自由に動かせる骨格筋だけを指しているわけです。

さて、骨格筋である筋肉は、およそ全身に約400個もあるといわれています。数が数なのでそうした筋肉のすべてに名前がついているわけではありません。主なものに、腕の筋肉だと「上腕二頭筋《じょうわんにとうきん》」、胸の筋肉だと「大胸筋《だいきょうきん》」といった固有の筋肉名がついているのです。

それにしても全身の筋肉の数は400個ですから、筋肉の体重に占める割合も当然、大きくなります。おおよそ、男性は体重の約2分の1が筋肉。これに対し女性は体重の約3分の1が筋肉だとされています。単純に、体重が80kgの男性だと40kgほどが筋肉になり、60kgの女性では20kgほどが筋肉ということになるでしょう。ちなみに、全身の骨の重さは、体重の5分の1程度だといわれています。

そもそも男性のほうが体重に占める筋肉の割合が多いのですが、なにも男性の筋肉の数が400個で、女性は300個と筋肉の数が少ないわけではありません。筋肉の数は男性も女性も同じ、違うのは筋肉の太さです。

ひとことで言えば男性の筋肉は女性の筋肉より太いのです。これは男性ホルモンの働きによるもので、男性ホルモンからつくられるテストステロンに、体内で摂取したタンパク質を筋肉に変える「タンパク同化作用」があるからです。男性の身体では、この男性ホルモンでつくる太い筋肉が身体の表面に出て、その奥に脂肪がつくようになっています。男性ホルモンの働きが活発だと筋肉がつくから、筋肉質＝男性的というイメージになります。

一方、女性はというと、女性ホルモンの卵胞ホルモンが脂肪に働きかけるので、女性は筋肉よりも脂肪のほうがつきやすいのです。女性の身体では表面に脂肪がつきやすく、筋肉は脂肪の奥についていると考えていいでしょう。

そんな女性でもときには筋肉もりもりになることがあって、砲丸投げの選手やボディービルダーのように特殊な筋肉の鍛え方をすると、女性であっても男性を上回るような筋肉がつきます。これは厳密に言えば、女性の筋肉が男性並みに太くなったわけではありません。筋肉を鍛えたことで、それまでついていた脂肪が落ち、脂肪に隠れていた筋肉が前面に出たためです。

こういった筋肉の男女差がもともとあるので、筋力トレーニングを始めると男性は筋骨隆々になっていき、女性はまず余分な脂肪が落ちていきます。だから、女性が筋力トレーニングを始めると、部分やせをしたり、体重が落ちたりして身体が引き締まります。女性の筋トレは男性よりもダイエットになりやすいのです。

筋肉は速筋と遅筋で考える

次に筋肉はどんな形をしているかというと、筋肉の形状は場所によって違い、筋肉の長さも場所によって違います。そうした形状の違いで、紡錘筋《ぼうすいきん》、多頭筋《たとうきん》、羽状筋、半羽状筋、多腹筋《たふくきん》、鋸筋《きょきん》などに分けられますが、なかでも多いのが、短めの筋肉の紡錘筋です。

筋肉には性質上、いくつかの原則がありますが、その1つに「筋肉の強さは筋肉の太さに比例する」というものです。

筋肉はたとえ長さが短くても断面積が大きいほうが強く、短いほうが柔軟性があるのです。つまり紡錘筋は、短くても形状で断面積を大きくする筋肉の形態をしているので、強くて柔軟性があるわけです。それだけ私たちの身体にとって有利なので、必然的に紡錘筋が身体のあちこちに存在します。

しかし最近では、こうした形状で筋肉を分類することはほとんどしなくなりました。トレーニングや身体の動かし方を考えて筋肉を捉《とら》えることが主流になるにつれ、形状よりも性質による分類のほうが重要になってきたわけです。

遅筋と速筋

	遅　筋	速　筋
筋線維の大きさ	小さい	大きい
筋肉の収縮	ゆっくり収縮	すばやく収縮
場所	身体の奥に多い	身体の表面近くに多い
特長	持久力に優れている	瞬発力に優れている
疲労度	疲れにくい	疲れやすい
ケガ	しにくい	しやすい
筋肉もりもり	なりにくい	なりやすい

瞬発力や持久力などで、筋肉を大きく2種類に分類する考え方です。筋肉の性質で瞬発力のある筋肉が「速筋《そっきん》」で、持久力がある筋肉を「遅筋《ちきん》」として分けます。

顕微鏡で詳細に筋肉を見る際に染色をすると、筋肉は赤と白の2色に染め分けられます。このときに白く染まるほうが速筋で、赤く染まるほうが遅筋です。そのために、速筋は白筋、遅筋は赤筋とも呼ばれます。そして、この速筋と遅筋は、瞬発力や持久力を始め大きさや働きなどすべてが対照的です。

速筋は、非常にすばやく収縮することができる瞬発力のある、太くて大きな筋肉で、疲れやすい特徴があります。速筋は内部に糖質を含んでいるので、酸素が送り込まれなくても糖質を分解して収縮など筋肉としてのリアクションを起こすことができるのです。そのために乳酸がたまりやすくて疲れやすく、筋肉痛の原因にもなりやすいわけです。

久し振りに運動をし、つい張り切りすぎて、翌日に筋肉痛を起こした経験は誰でも一度はあるでしょう。そんな筋肉痛を起こすのは、たいていがこの速筋です。また鍛えることで筋肉もりもりの隆起した筋肉になるのも、この速筋のほうです。

反対に遅筋は、ゆっくりと収縮する小さな筋肉。筋肉痛を起こしにくく、疲れにくいのが遅筋です。それでも、ゆっくり収縮する遅筋に瞬発力がまったくないわけではなく、速筋に比べると瞬発力が劣るというだけなのです。

そして「座る、立つ、歩く」といった日常動作に必要な筋肉は、速筋よりも遅筋が中心になります。逆の言い方をすると、人が活動する上で速筋のような疲れやすい筋肉が多いと都合が悪いでしょう。日常的な動作ですぐに疲れてしまわないように、「座る、立つ、歩く」に使う筋肉は、最初から遅筋が多くなっています。

そのほかにも、遅筋は小ささを補うために、筋肉を構成する1本1本の筋線《きんせん》維《い》が特殊な形状をしていたり、遅筋の部分は速筋より筋線維の量が多い構成になっています。その結果、遅筋は速筋に比べて柔軟性があるので、遅筋を中心に使うトレーニングやスポーツはケガもしにくいのです。

こうして見ていくと、瞬発力以外はどう考えても、速筋より遅筋のほうがアドバンテージが高く、私たちが生活する上で好都合な筋肉だということがわかるでしょう。

今まであなたが鍛えていたのは、遅筋ですか？　速筋ですか？

中年太り対策に遅筋を鍛えたい

プロスポーツの世界でも、この遅筋《ちきん》を意識したトレーニングを中心に行っている選手が増えています。

その1人、押しも押されもせぬメジャーリーガーのイチロー選手。活躍の背景には古武術を応用し、遅筋を意識的にトレーニングしたことで、人並み外れた身体能力やバランス感覚が養われたといわれています。またイチロー選手の決して大きくない体で、ケガもなく活躍できるのは、遅筋のトレーニングの影響もあるのです。

そして私が、〝スポーツと遅筋〟との関係で注目しているのが相撲です。

相撲の練習では、昔からシコと鉄砲が基本です。なかでも柱に向かってゆっくり押し出す鉄砲が、遅筋を鍛えます。しかし、近年の相撲部屋では専用のトレーニングルームを設置しているところもあり、従来のシコと鉄砲を重視した練習より、トレーニングマシーンを使った練習が多く行われるようになりました。

その結果、遅筋よりも速筋《そっきん》が鍛えられることになりました。で、最近の取組は瞬発力のある相撲が中心になり、持久力のある相撲が少なくなった。がっぷり組み合ったまま水入りになるような、見ごたえのある相撲はなかなか見られないなぁ……、というのが私の感想です。

また、昔に比べると、力士がケガで休場することが多くなりました。このことにも、遅筋を鍛えることが疎《おろそ》かになっていることが関係していると、理学療法士の立場からは推測しているのですが……。繰り返しますが、すばやく力強く収縮し、柔軟性において劣る速筋、その速筋を中心に鍛えているとケガもしやすいのです。

この力士の話を中高年のみなさんに置き換えても同じで、中高年も速筋中心ではなく遅筋を中心に動かすべきなのです。

困ったことに、中年になってスポーツジムで筋トレを始めた人に膝を痛める、腰を悪くするなどの故障が多発していますが、これはマシーンを使ったトレーニングなど速筋だけを集中的に鍛えた結果です。

また、速筋ではなく遅筋を中心に動かしていくことは、立つことや歩くことを含め生活の質を維持でき、このことは人生において長く現役でいられることに大きく影響するのです。

さらに、遅筋を鍛えることは、速筋を鍛えるより脂肪が燃焼しやすいというメリットもあるのです。中年太り対策という点でも遅筋を鍛えることはベストでしょう。

この先、大事なのは奥にある筋肉

ここまでの流れで、誤解があるかもしれませんが、速筋《そっきん》か遅筋《ちきん》かは1つの筋肉がすべて速筋だったり、別の1つの筋肉が丸ごと遅筋ではありません。遅筋か速筋かは、筋肉を構成する細胞の筋線維《きんせんい》が速筋か遅筋かということです。

筋肉はそもそも、筋線維という細胞がいくつか集まってできていて、この集まりを筋周膜《きんしゅうまく》が包んで小さな束をつくり、その束がさらに集まったものを筋上膜《きんじょうまく》が包んで大きな束をつくっています。さらにその大きな束が腱《けん》に

筋肉の組成

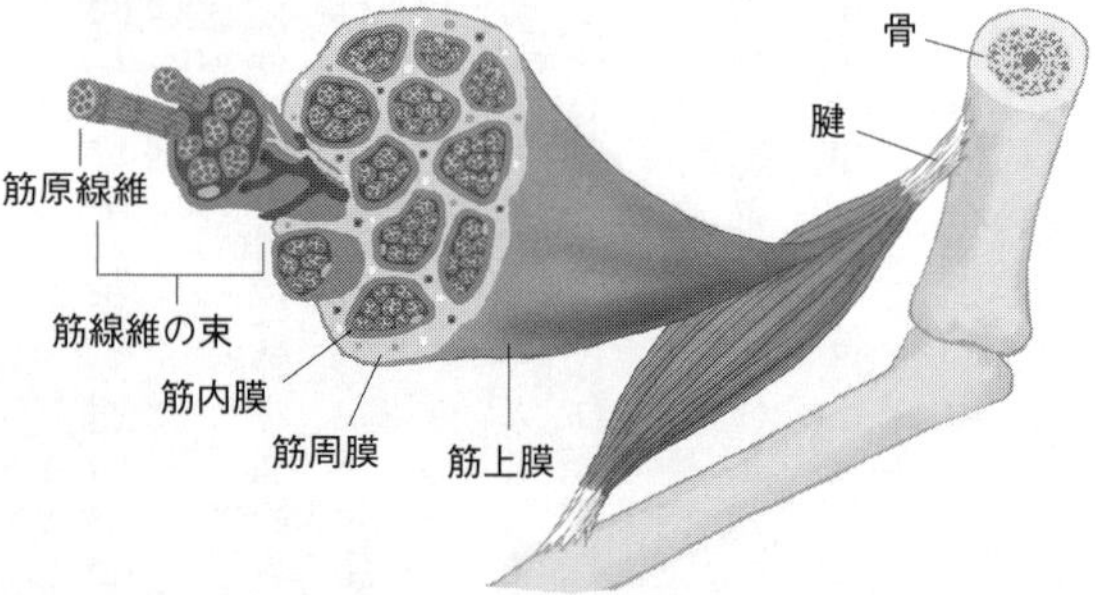

よって骨についています。

筋肉を構成する単位であり、筋肉の細胞である筋線維の1本が速筋だったり、別の筋線維の1本が遅筋だったりします。

ですから、いかにも速筋という感じの腕の筋肉が全部速筋だけで構成されているということでも、持久力がありそうなお尻の筋肉がすべて遅筋だけで構成されているということでもありません。イメージとしては、1つの筋肉に速筋と遅筋が〝霜降り肉〟のように混在していると思ってください。

しかしながら、筋肉の種類によっては、速筋が主体の筋肉と、遅筋が主体の筋肉があります。傾向として、背中の筋肉や脚の筋肉には遅筋が多く、腹筋や腕の筋肉に速筋が多くなります。また、身体の表面近くにある筋肉は速筋の割合が多く、奥のほうにある筋肉は遅筋の割合が多いでしょう。

中高年以降は遅筋を中心に鍛えたいわけです。ということは、中高年は体の表面の筋肉ではなく体の奥にある筋肉を動かすべきなのです。

そうなると、ボディービルダーや、意図的にマッチョな体づくりに挑む以外は、体の表面の筋肉を無理に鍛えて筋肉もりもりになる必要はないようです。

動かさないと、縮みっぱなしの筋肉だから

曲げたり、縮んだり、力をためたりと、筋肉の能力はいくつかありますが、そうした筋肉の能力での基本的な原則が、「筋肉は縮むことができても、〝最初から〟伸ばすことはできない」です。

「いや、そんなことはない！　私は、筋肉を縮ませたことよりも筋肉を伸ばしたことのほうがはるかに多く経験しているよ」、そんな声も聞こえてきます。

実際はどうなのか、少し専門的になりますが、〝筋肉が伸びずに縮む〟メカニズムについても少しお話ししましょう。

前述したように筋肉は、筋線維《きんせんい》という細胞が束になってつくられています。その筋線維はさらに筋原線維《きんげんせんい》で作られていて、筋原線維は「アクチン」と「ミオシン」と呼ばれる、ミクロのタンパク質の筋フィラメントから構成されてい

ます。この2つのアクチンとミオシンが、筋肉の縮む作用を起こすのです。

①脳の大脳《だいのう》皮質《ひしつ》運動野《うんどうや》という神経細胞が身体を動かす刺激によって興奮し、その興奮が「収縮の命令」として筋肉に伝わります。

②収縮の命令が伝えられると、筋原線維を取り囲んでいる筋小房体という組織からカルシウムが放出されます。

③そのカルシウムが筋原線維のアクチンとミオシンに降り注ぐことで、両者が、ちょうど空中ブランコのペアのように一瞬、手をつなぎ合います。

④その後に、アクチンがミオシンの下にすべ

筋肉のメカニズム

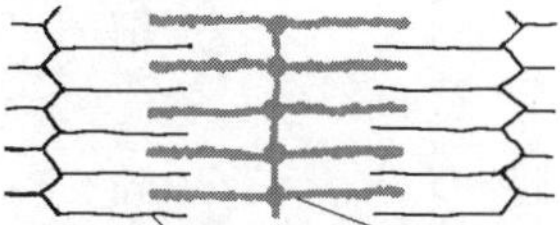

筋原線維を構成する「アクチン」と「ミオシン」のスライド作用

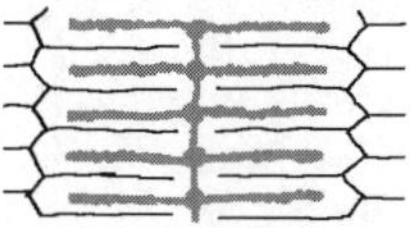

りこんでいき、スライド作用により筋肉は縮みます。

私たちが日常行っているどんな身体動作でも、こうしたアクチンとミオシンのスライド作用がそのつど起きているのです。指先の細かな動きのときでも、サッカーボールを蹴るなどの素早い動きのときでも、力わざを発揮するようなときでも、動きの大小にかかわらずアクチンとミオシンのスライド作用が起きます。

そして、このようにして縮んだ筋肉は、さらなる運動神経の命令がなければ元の位置にすぐ戻ろうとするわけです。筋肉が伸びていると感じるのはこのとき！

でも、実際には伸びるわけではなく、縮んだものが元に戻る現象で、筋肉は自ら縮んでも自ら伸びることはありません。

一方で、筋肉は、まったく正反対の動きをする1対の筋肉が拮抗《きっこう》するように配置されています。動きに即して動く筋肉が「主動作筋《しゅどうさきん》」、これと反対の動きをする筋肉が「拮抗筋《きっこうきん》」で、この筋肉の関係によって筋肉は縮んだままでなく、伸びたり縮んだりを繰り返すことが可能になります。わかりやすいところでは、腹筋の拮抗筋が背筋になるので、運動や日常の動作で腹筋が縮めば背筋が伸び、背筋が縮めば腹筋が伸びます。

そして身体を適度に動かしていれば、この筋肉が縮んだり伸びたりが繰り返されていることになるので、問題はありません。しかし、運動不足で筋肉を動かさない状態が長く続くと、どうでしょう。

筋肉には強い粘性があるので、筋肉の中で筋肉の細胞である筋線維が隣同士でくっつくことになります。これは筋肉が戻りにくい状況、つまり伸びにくい状況をつくっていきます。その証拠に運動不足の人は身体が硬くなりますし、歩かない生活をしていると脚の筋肉が弱っていきます。

さらに、身体を動かさずに筋肉が縮みっぱなしだと乳酸などの疲労物質がたまり、新鮮な酸素やブドウ糖が入りづらくなって疲れやすくもなります。だから退職後しばらく家にいた人が働き始めると、当初はバテバテになったりしますよね。

人間にはまた、危険に遭遇すると身を縮める「逃避反射」もあります。身体を素早く縮められるように内側の筋肉に強度があるので、年齢とともに筋肉は網の上の〝焼きスルメのように〟内側へ内側へと曲がっていく傾向があるのです。そのため、中高年になると背中が丸まり始める傾向や、高齢者に見られる前傾姿勢へと進行します。

いずれにしても、身体を動かさなければ全身の筋肉は縮みっぱなしになり、その結果、年月とともに筋力低下が進行していくのです。

若いときにつけた筋肉は?

仮に、あなたが10代、20代のときに、そこそこのスポーツマン、スポーツウーマンだったとしましょう。歯をくいしばってつけた、あのときの筋肉は今、どうなっているのか、多少は残っているのでしょうか。

昔つけた筋肉が中年になった今、どうなっているかも考えてみましょう。「年だから、めっきり筋力が落ちた」というグチがつい出ますが、これは、年をとって筋肉自体の数が少なくなっていくということではありません。なぜなら、筋肉の構成単位である筋線維《きんせんい》の数は、基本的に、「生まれてから死ぬまでの間は大きく変化しない」のです。これも筋肉の大切な原則です。

加齢による身体現象の代表的なものとしては、例えば、年をとると病気に対する抵抗力が弱まります。これは白血球のなかにある免疫細胞の数が25歳を境に減り始めるからです。また年をとると脳細胞の数も減るので、物忘れをしやすくなり、中高年からは髪の本数、歯の数など目減りする一方。

このように他の細胞の数は年齢とともに減ります。しかし、筋肉の数はそうした免疫細胞や脳細胞とは違い、加齢の影響を受けにくいのです。

年をとってめっきり筋力が落ちるのは、簡単に言ってしまうと、年をとると毎日の活動量（運動量）が減ってしまうために、それに伴って筋線維が細くなったからです。前述しましたが、「筋肉の強さは、筋肉の太さに比例する」

という筋肉の原則。動かずに筋線維が細くなったために筋肉が弱り、その結果、筋力が落ちてしまうわけです。何もしないままでは日々の筋力が衰えるのは間違いなくて、筋力の維持ができなくなります。

年齢云々《うんぬん》というよりも、筋肉をよく使うかどうかが最も大切で、よく使う筋肉は筋線維が太くなって筋力を強くし、使わない筋肉は筋線維が細くなって筋力を低下させることになります。極端な例では、寝たきりになると、その後の筋力は1日に5%ずつ低下していくといわれています。

しかし、ここで1つ疑問が——。体操を始めると腕が細くなる、腹筋のトレーニングでお腹が引っ込む、といった筋力トレーニングのシェイプアップ効果はどう考えたらいいのでしょうか。使えば筋線維が太くなるのが原則なら、筋力トレーニングをするとますます腕もお腹も太くなりそう……。

これについては、動かす度合いが関係しているのです。

腕でいうと、ある程度の抵抗を使って運動し、その度合いが限度を超えて大きければ腕は太くなります。一方、腕の筋肉を動かす度合いが限度を超えていなければ、腕が太くなるところまではいかず、周りについた脂肪組織がなくなって引き締まった腕になるのです。

整理しましょう。筋肉は極端に使わないでいればどんどんやせて細くなりますが、一方であまり使わない程度だと、脂肪がたまって逆に太くなります。

筋力は貯金（筋）できない

「これでも若いときはけっこう足が速かった」が、口ぐせになっている人も少なからずいそうです。

若いときは陸上部で鍛えた身体なのに、膝が痛くて今では小走りもできない……。たしかに年をとると敏捷性《びんしょうせい》などは低下します。しかし、走れなくなったのは敏捷性が低下しただけの問題ではないのです。これも、筋肉を動かさないために筋肉が細くなって、筋肉が縮みっぱなしになった影響があります。

いくら、若いときに運動経験が豊富でも、人の何倍もの筋トレに励んだとしても、その後に筋肉を使っていなければ筋肉はついていません。スポーツのプロ、アマを問わず同じで、オリンピックの金メダリストとて例外ではありません。

若いときにつけた「筋力の貯金（筋）」は、たっぷり貯めたつもりでも貯まっていないと思ってください。当然、貯まっていないものは、引き出すこともできません。今も筋力の貯金（筋）があるのは、その後も筋肉を動かし続けた人だけなのです。

ですから、中年になったあなたが特別に運動をしないまま、すでに長い時間がたっているのなら、若いときにスポーツでつけた筋力の貯金（筋）の残高は限りなくゼロに近いでしょう。

そんな減ってしまった貯金をあてにしていると体型は崩れ、体力は低下するばかりなのです。

きんさんから学ぶこと

文部科学省などが行った年齢別の体力テストの結果を見ると、瞬発系の筋力の低下に比べ、握力の低下はそれほどではありません。

なぜかというと、握力はものを握る動作で、どんな年代でも、また外出しない日でも、握る動作をまったくしない日はないからです。このことは前述の、よく使う筋肉の筋力低下が少ないことを証明し、また筋肉をつけるのには高価な器具や特別な場所は必要ではなく、日常的に簡単にできる動作でもセルフトレーニングができることを教えてくれます。

そして、握力以外にも、加齢の影響が出にくい筋肉として注目されているものがあります。それが太ももの裏側にあるハムストリングスと呼ばれる筋肉です。故成田きんさんが白内障の手術のために入院し、その退院後に脚力を補うために行ったトレーニングがこのハムストリングスを鍛えるものでした。

きんさんは、ハムストリングスのトレーニングを開始したことで、歩行能力が見違えるほど向上したようです。方法は、うつ伏せに寝てお腹の下にクッションを入れ、1・5kgの重りをつけた足をゆっくり上げる（膝を曲げる動作）というものです。

きんさんがトレーニングしたハムストリングスが、どうして加齢変化に影響されないかについては、正確には高齢以降の加齢変化に影響されないかですが、高齢者特有の歩き方にその秘密が隠されています。

あなたの身近に85歳以上の〝超高齢者〟がいらしたら、その方の歩き方を思い出してください。高齢になると膝が曲がり、股関節《こかんせつ》が曲がった状態で歩行をするようになります。こうした歩行はそれまでの後ろ側にある脚で身体を前方に押し出す方法とは違い、前に出した脚を支点として身体を引き寄せるような歩き方です。この歩き方では本来の歩行に必要な脚筋は低下しますが、ハムストリングスだけは低下しにくいのです。

きんさんはこのハムストリングスを鍛えることで、膝が曲がり股関節が曲がった状態での〝晩年の歩き方〟を維持しました。結果として歩行能力が向上して、１００歳になっても歩ける能力を維持できました。

このきんさんの例は高齢者の知恵としてだけではなく、すべての世代に当てはまることでしょう。

筋肉はその人の年齢に応じた活動に伴うようについているわけですから、ついている筋肉に応じて必要な動きは何かを理解してください。そして、必要な動きを筋力トレーニングなどで意識的に行うようにすれば、筋力は長く維持していけるのです。

効果を発揮するのは年齢を無視しないトレーニング

ここまでの話で、年齢によって筋肉のつき方が違うとなると、一般的な筋力トレーニングに疑問が出てくるでしょう。

例えば、太ももの前側にある大《だい》腿《たい》四《し》頭《とう》筋《きん》は、「老若男女を問わず鍛えなさい！」といわれる筋肉です。でも、大腿四頭筋は4つの筋肉が膝のお皿の骨につく筋肉の総称であり、年代によって鍛えたい大腿四頭筋の中身が違うわけです。

中高年以降ではとくに、大腿四頭筋の内側の筋肉である内側広筋《ないそくこうきん》がやせて力が弱くなるので、脚の内側を鍛える必要があります。脚の内側の筋肉が弱くなると膝関節が不安定になり、膝痛の原因になり、歩行能力に陰りが見えてきます。

そして大腿四頭筋でも、外側の外側広筋《がいそくこうきん》は維持されていることが多いので、脚の外側を鍛える必要はないのです。また、中高年以降の人が筋力トレーニングの指南書どおりに大腿四頭筋の外側の筋肉を鍛えすぎてしまうと、かえって膝痛の原因にもなるのです。

私が理学療法を担当した患者さんでも、こんな例がありました。

58歳の女性で、この方は世界マスターズ大会（中高年の国際スポーツ大会）で活躍するスイマーです。脚のキック力改善のために、いくつかのトレーニングを行っており、その1つが4kgの重りをつけて膝を伸ばす脚力向上のトレーニングでした。

このトレーニングは大腿四頭筋のうち外側広筋を極端に鍛えるトレーニング

なので、その結果、この女性は膝に水がたまってしまい膝痛に悩まされました。かかりつけの整形外科で9回ほど水を抜いても症状が改善せずに、私の病院に来院したのです。もちろん、若いときには、同様のトレーニングをしていても膝痛は出なかったのです。しかし58歳の筋肉には外側広筋のトレーニングが適さなかったのです。結果、膝痛になりました。

当院の治療のトレーニングとして、つま先立ちをしながらの歩行トレーニングや内ももで座布団をはさんで立つ内転筋《ないてんきん》のトレーニング（103ページ）を取り入れたわけですが、それらのトレーニングによって2週間後には膝痛がなくなり、水もたまらなくなりました。

その後、スイマーとして復帰した彼女が膝痛を起こすことがないのは、治療で中高年が鍛えたい脚の内側の筋肉を鍛えたこともありますが、〝年齢を無視した筋力トレーニング〟を中止したことのほうが大きいでしょう。

筋力低下を年齢のせいにしないことは当然なのですが、中高年には、中高年の筋肉のつき方に合った筋力トレーニングが行われるべきです。すでに、筋トレを始めている方は、筋肉のつき方に応じたトレーニングをしているかどうかを見直してみましょう。

本書では、中高年の筋肉のつき方に合わせたトレーニング法を紹介していきます。

中高年からの「筋肉づくり」のために

- 中高年からは、身体の奥にあり「座る、立つ、歩く」にかかわる遅筋を中心に鍛えよう。
- 動かさないと、筋肉はどんどん縮んで筋力低下の原因になると覚えておく。
- 普段からよく使う筋肉は老化の影響を受けにくい。
- 若いときにつけた筋肉は貯金（筋）されていない。
- 筋力トレーニングは筋肉の年齢に合わせて行うように。

第**2**章

実践しよう！ 年代別筋力向上トレーニングプログラム

中年以降の筋肉づくりに必要な、〝毎日続ける〟
基本の筋力向上トレーニングです。
30代から60代の筋力向上トレーニングと、
70代以降の筋力向上トレーニングをプログラミングしました。
5分程度で終わるトレーニングですが、
体力や運動機能のピークを過ぎた
中年以降の人が始めた場合は、
このトレーニングだけでれっきとした運動種目になり、
ボディーリメイクにもなります。
低下した筋力の回復、そして将来的にも立つことや
歩くための能力を持ち続けるために、
習慣にして続けてください。

筋力トレーニングを始める前に

筋力トレーニングの効果を上げるポイントがいくつかあります。ごく常識的なことから中高年世代ならではの注意点を一読してから、トレーニングをスタートさせましょう。

前章でもお話ししましたが、中高年からの筋力トレーニングでは日常生活で使われる、「遅筋《ちきん》」の割合が多い筋肉を中心に鍛え、遅筋、速筋《そっきん》に関係なく身体全体に影響を及ぼす大きな筋肉も鍛えていきます。

この条件に該当する筋肉のなかから有効性が高く、かつ筋肉のつき方に応じ無理なく続けられることも考慮して、30代から60代では「大臀筋《だいでんきん》、大胸筋《だいきょうきん》、ヒラメ筋」、70代以降は「ハムストリングス、腸腰筋《ちょうようきん》」の、基本的なトレーニングメニューを作りました。

毎日行う、基本の筋力向上トレーニングで低下した筋力が向上するにつれて、体力に自信がない、年々肥満している、長い歩行や立った姿勢が続くとつらい、疲労やストレスに対する回復が遅いなどの、中高年世代に多い悩みも克服できます。

❶毎日の筋トレは神経や脳、ダイエットにも有効

中高年の筋力トレーニングではとくに〝頑張りすぎ〟は×で、〝継続〟は◎です。

一度にまとめてやらずに、毎日または隔日で継続して行ってください。このように筋力トレーニングで同じ動きを繰り返し実行することは筋力維持として重要ですが、加齢による運動神経の低下を防ぐことにもなります。

運動するときは、大脳が運動神経に「力を入れろ」と命令し、運動神経を介して筋肉の細胞にインパルスとして伝わって筋肉が収縮します。継続して筋力トレーニングをすることは、この大脳から運動神経へ、運動神経から筋肉へという回路が繰り返し使われることになります。この繰り返しが加齢によって起

こる運動神経の低下をフォローする役目もするので、繰り返して行うことが重要！

また筋力トレーニングの繰り返しで、加齢とともにつながりにくくなっている神経回路が維持されることは、脳の老化防止のエッセンスにもなるので、中年以降の年代にとってはとくに重要です。大切なのは、筋力トレーニングを無理なく続けるための努力を惜しまないことです。

さらに、毎日筋力トレーニングをすることで、基礎代謝が上がり、その分、これまでよりカロリーを消費しやすい、太りにくい身体に変化していきます。

❷ゆっくりペースが効果大

筋力トレーニングでは速いスピードではなく、〝ゆっくり〟と筋肉を動かしてください。例えば腹筋でも、若い人たちはピストンのような速い運動ですが、中高年ではゆっくり起き上がりゆっくり下ろす腹筋運動のほうがはるかに効果的です。速いスピードのトレーニングでは大きな筋肉だけが動くことになります。速筋を中心に鍛えることになるので、同じ内容のトレーニングでも疲れやすく、筋肉痛やケガの原因にもなります。

また、ゆっくりだと、大きな筋肉だけでなく内側の小さな筋肉も動くことになり、中高年に必要な遅筋を中心に鍛えることにもなります。どんな内容の筋力トレーニングでも、中高年以降は、個々の動きをできるだけゆっくりと行うほうが有効です。

❸ターゲットの筋肉に意識を集中させる

トレーニングの強度は、筋肉にある程度の負荷をかけますが、負荷のかけすぎは禁物です。力が入ったとしても、うっすら汗をかく程度を目安にしてください。

力を入れることよりも、今、自分がどこの筋肉をトレーニングしているかの自覚が必要です。トレーニングしている筋肉に、〝意識を集中させる〟ことがポイントです。大臀筋《だいでんきん》のトレーニングをやっている最中は大臀筋のあるお尻だけに意識を持っていけばいいわけで、こうすると意識した筋肉だけに力が入って効果を発揮し、別の筋肉には間違った力が入らなくなるので、筋肉痛の予防にもなります。

❹トレーニングの前後にはストレッチング

トレーニングの前と後には、気持よく身体を伸ばす「ストレッチング」を行います。もともと縮みやすい筋肉を、ストレッチングで伸ばすことは柔軟性の向上だけでなく、結果的に中枢神経系《ちゅうすうしんけい》に働きかけて、効率的な筋力トレーニングを可能にします。

また、筋力トレーニングで筋肉に負荷をかける前にストレッチングを行うと血行がよくなり、トレーニング後に行うと筋肉に疲労を残しません。過度な運動を行うと後から筋肉痛が起きますが、筋肉痛は細かな筋組織の破綻や疲労物質としての乳酸もその原因とされています。ストレッチングは血液の循環を促して、こうした筋肉痛を改善する大事な役目もあるのです。筋力トレーニングの前後の準備やクールダウンとして、ストレッチングで全身をくまなく伸ばしてください。

❺身体に痛みがあるとき

膝痛や腰痛など急性の痛みがあり、日常生活にも支障をきたしているようなときは原則として筋力トレーニングを中止しましょう。

ただし、最初は痛くてもさすったり、温めたり、または動いているうちに消えていく程度の痛みだったら、トレーニングが可能です。

また、トレーニングをしている最中に多少の痛みがあるのはそれほど問題ありませんが、終了後に必ず出る痛みには要注意。強過ぎたり、回数が多すぎるなど、現時点での自分の筋力以上の負荷がかかっている可能性が高いでしょう。トレーニングの強度を落としてみることや、回数を減らすなどしてトレーニング内容を調整してください。

アイソトニックとアイソメトリックの違い

筋力トレーニングでたびたび出てくる、「アイソトニック」と「アイソメトリック」は、簡単にいうと、筋肉の収縮方法の違いです。

筋肉を収縮させて関節の曲げ伸ばしをするのがアイソトニックで、ラジオ体操の動きなど肘や膝の関節を負荷をかけながら伸ばしたり、縮めたりする動きです。これの日本語訳は等張性筋収縮です。これに対し、筋肉の長さを変えないで筋肉を収縮させる動きで、例えば、両手の指を組んで左右に引っ張る動きや、揺れる電車の中で足を踏ん張る動きなどがアイソメトリック。日本語訳は等尺性筋収縮です。

本書の次ページから始まる「30代から60代の筋力向上トレーニング」でいうと、大臀筋とヒラメ筋のトレーニングがアイソトニック、大胸筋のトレーニングがアイソメトリックです。「70代の筋力向上トレーニング」では、ハムストリングスと腸腰筋のトレーニングがアイソメトリックです。

筋肉の種類によってアイソトニックが適したもの、アイソメトリックが適したものがあるのですが、中高年以降の筋力トレーニングでは、トレーニングでの関節へのストレスをできるだけ回避したいので、関節へのストレスが少ないアイソメトリックのほうがトレーニングメニューとして多くなります。

一般的なやりやすさの点でもアイソメトリックが適していますが、アイソメトリックは力を入れたときに息をこらえる状態になりやすいので、心臓など循環器系に問題がある場合は力を入れすぎないように注意してください。

30代から60代の筋力向上トレーニング

全身のストレッチング
❶「大臀筋」
❷「大胸筋」
❸「ヒラメ筋」
前後のストレッチング

きちんと立てていない、ちゃんと歩けていないために落ちていく3つの筋肉、「大臀筋《だいでんきん》、大胸筋《だいきょうきん》、ヒラメ筋」をトレーニングすることで、筋力低下を補い、この後の世代で起きる前傾姿勢による歩行困難を予防します。

このトレーニングは中高年のみなさんの毎日の運動にもなるので、糖尿病や高脂血症、痛風などの生活習慣病のために運動をするように勧められている方の運動療法としても活用することができます。30代からの筋肉習慣術の、メインになるトレーニングです。

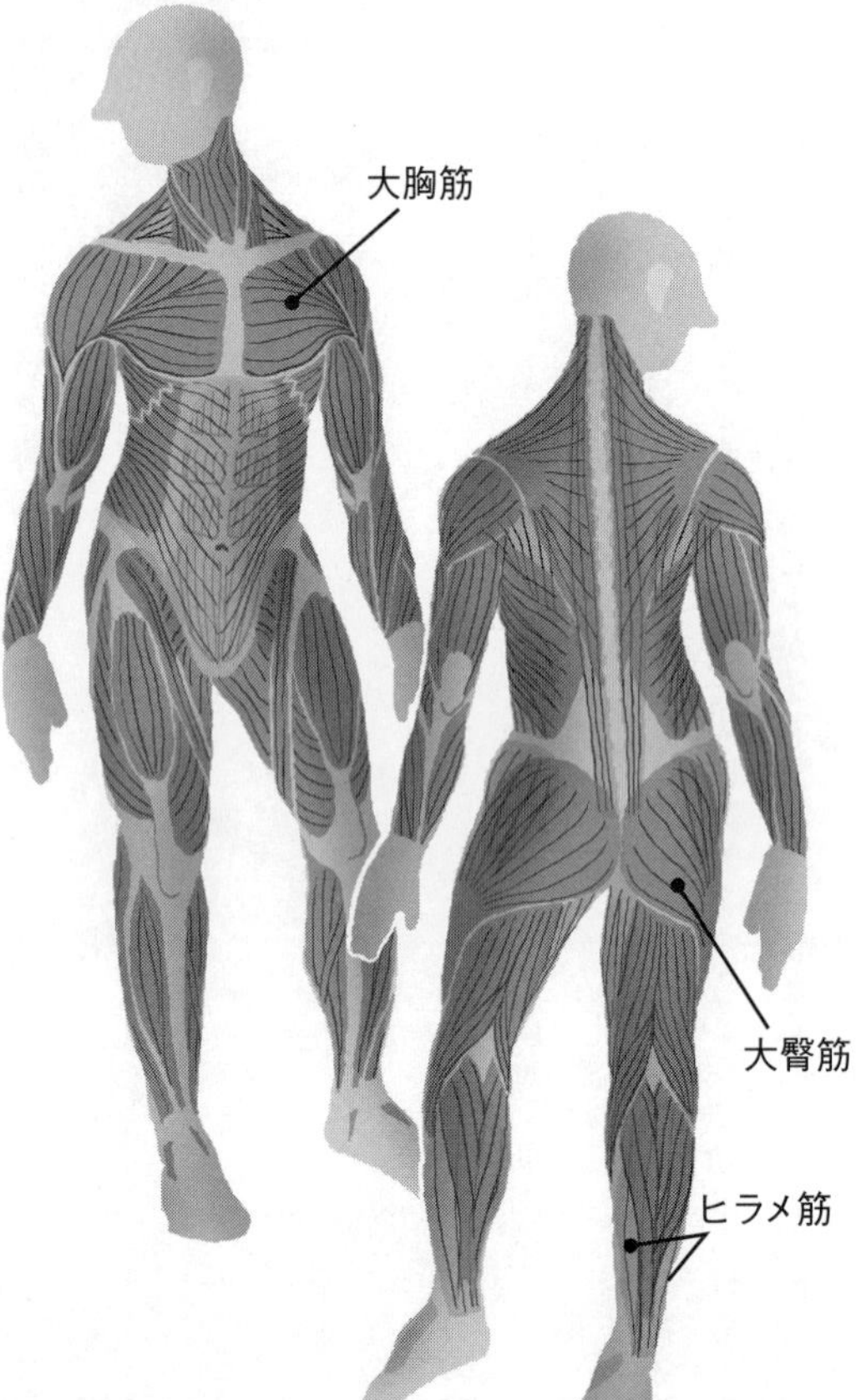
大胸筋
大臀筋
ヒラメ筋
©na.moon

❶大臀筋のトレーニング

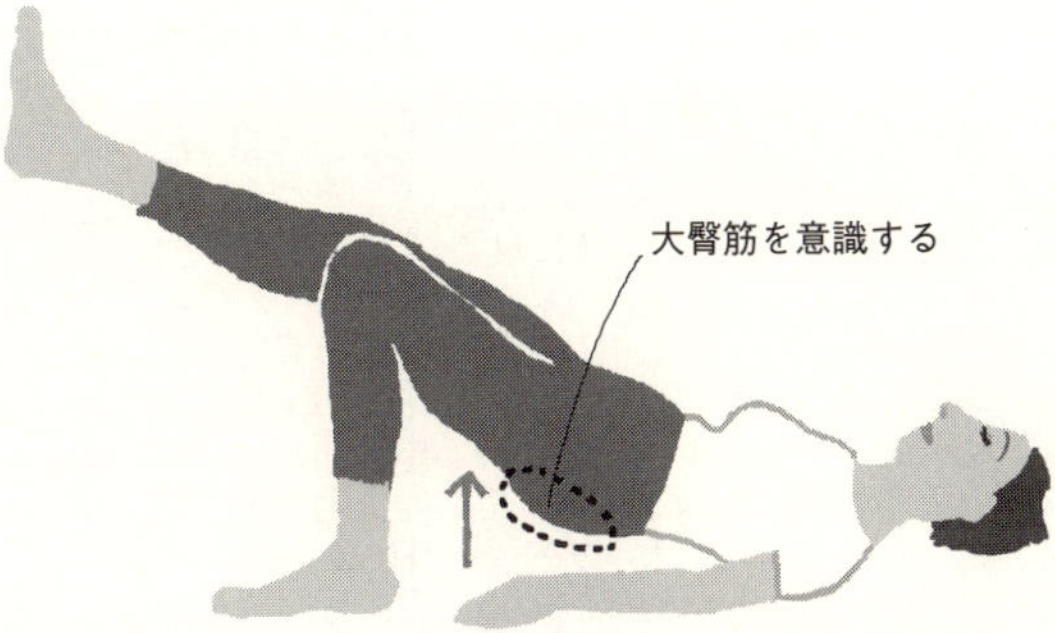

仰向けに寝て片足は床につけ、もう片足は膝を伸ばしてまっすぐ上げたまま、お尻を持ち上げて３秒キープする。これを３回、左右の足で行う

お尻を持ち上げるときは足や背中の力で持ち上げるのではなく、あくまでもお尻の周辺の筋肉の力で持ち上げるように。よく見かける大臀筋のトレーニングで、両足を床につけたままにしてお尻を持ち上げる方法もありますが、この方法では足の大腿四頭筋でお尻を持ち上げてしまいがちなので、片足を上げてやるほうが効果的。

「大臀筋」プロフィール

私たち人間が二足歩行へと進化できた立役者が、この「大臀筋」。立ち上がる動作や、きちんと座るときに使うお尻の筋肉の大臀筋は、椅子に座ったときに坐骨と椅子の間を埋めてクッションになってくれます。

生後半年くらいまではこの筋肉が未発達なので、首が据わっていてもまだお座りができません。また、電車の中で見かける光景で、通路に足を投げ出して腰をぐにゃぐにゃにして腰かけている若者などは、この筋肉が弱っている証拠です。中高年とて例外ではなく、大臀筋が弱ってくると椅子に長く腰かけていられなくなり、腰痛も起こしやすくなるので、座業、デスクワーク中心の人はとくに大臀筋を鍛えていくべきです。

全身の筋肉で2番目に大きい大臀筋は、首から下のすべての筋肉の大黒柱なので、弱り始めると、全身にある他の筋肉がこぞってサポートするようになります。とくに下肢のももやふくらはぎの筋肉のサポートが必要なので、大臀筋が弱ってくると少し歩いても足が疲れるようになります。

また、大臀筋は骨盤を支えている筋肉でもあるので、大臀筋を意識してトレーニングしていると、年齢とともに崩れてくる骨盤の周囲のボディーラインの維持にもつながります。

「大胸筋」プロフィール

大胸筋は胸の筋肉で乳房の土台になり胸の形を作る筋肉で、腕を内側に引くときに使われ、身体のなかで3番目に大きい筋肉。普段の生活ではこの大胸筋が縮んだ状態で活動することが多いので、年齢とともに縮んで弱くなる筋肉です。

ふっと気を抜いたとたんに背中が丸くなる人と、いつでも背筋がピンとしている人との差は、この大胸筋の筋力の差です。

また若い頃は肩こり知らずだったのに中高年になって肩こりに悩まされるようになるのも、この筋肉が縮んで弱り、背中が丸くなったことが影響していいます。前屈や後屈、開脚などをして中年になって体が硬くなったと意識するのも

❷大胸筋のトレーニング

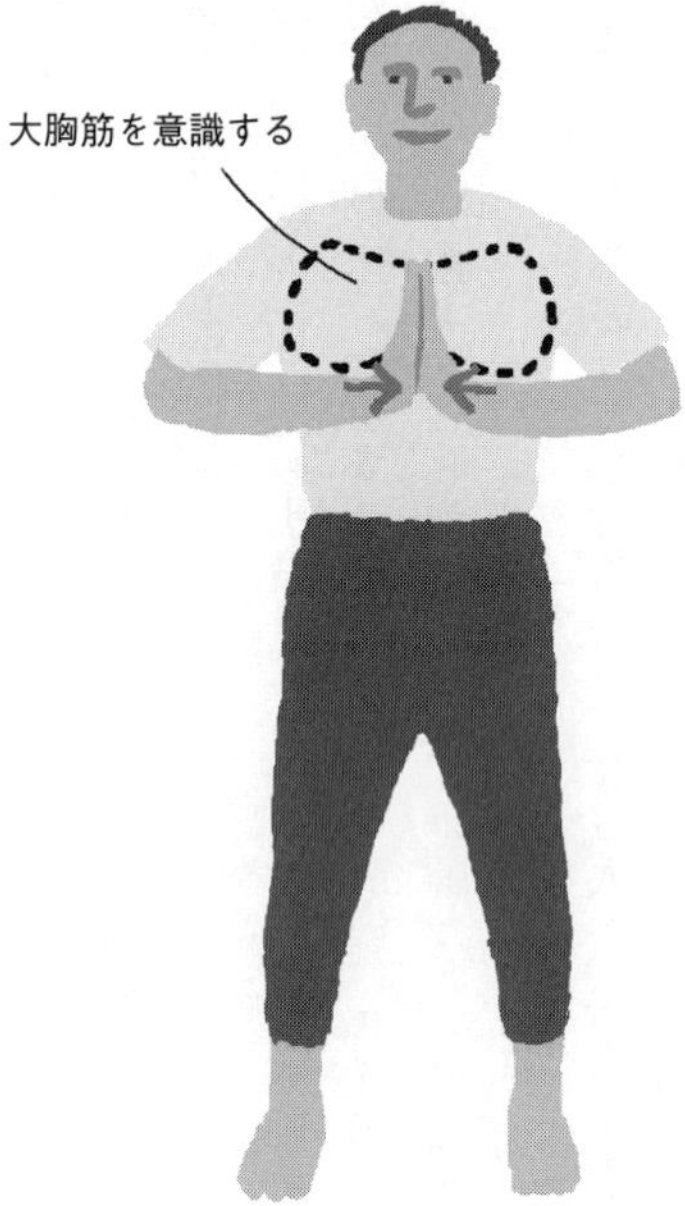

立った姿勢で、胸の前で手を合わせる合掌のポーズを5秒間キープして緩める。これを3回繰り返す

手や肩の筋肉に力を入れるのではなく、胸の前面を意識して。

腹筋と背筋の低下に加え、大胸筋が縮んだことが影響しています。

筋力トレーニングで大胸筋を動かして、丸まり始めた悪い姿勢とカチカチの体を改善しましょう。

「ヒラメ筋」プロフィール

アキレス腱とつながるふくらはぎの奥にある筋肉がヒラメ筋で、歩くときに最後に地面を押し出し、前進するための筋肉です。

数ある脚の筋肉のなかでも、疲れにくい遅筋《ちきん》が圧倒的に多いのがヒラメ筋の特徴で、ヒラメ筋の8割が遅筋でできています。

例えば旅行先や、買い物などで歩き回っているうちに膝の裏が痛くなってくるのは、ふくらはぎの下のほうにあるこの筋肉が低下していることに関係しています。ヒラメ筋が低下しているので、代わりにヒラメ筋より速筋《そっきん》が多い腓腹《ひふく》筋《きん》などふくらはぎの上のほうにある筋肉を使うために膝が痛くなるのです。

ヒラメ筋のトレーニングは、足首やふくらはぎを細くして美脚づくりにもなるでしょう。締まった足首、むくまない足づくりにはヒラメ筋を使うことです。

よく歩く人の足がきれいで引き締まり美脚なのも、このヒラメ筋の筋力が大いに関係しているのです。

❸ヒラメ筋のトレーニング

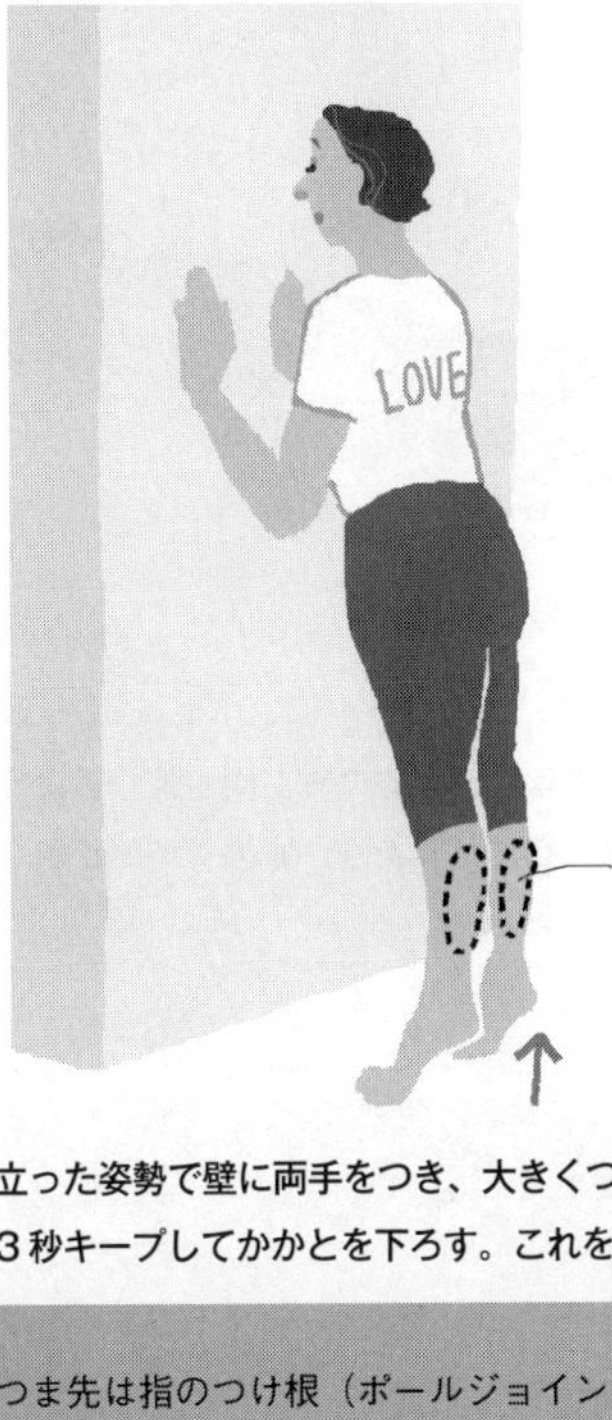

立った姿勢で壁に両手をつき、大きくつま先立ちしそのまま3秒キープしてかかとを下ろす。これを5回くらい繰り返す

つま先は指のつけ根（ポールジョイント）までしっかり上げ、上げたときにふくらはぎの下のほうにあるヒラメ筋に意識が集中するように。慣れてきたらつま先立ちの回数を増やしてください。

前後のストレッチング

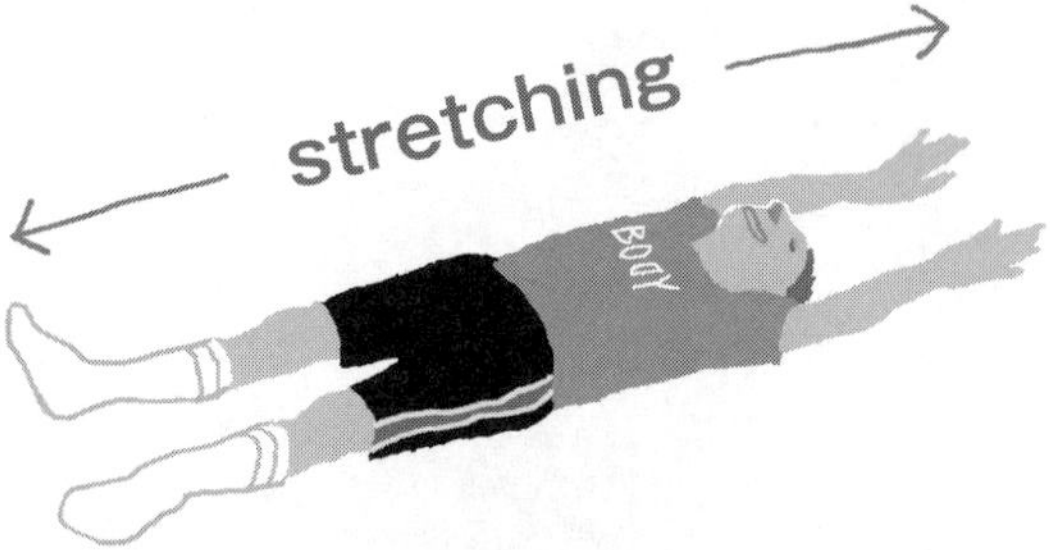

仰向けに寝て手足を伸ばし、お腹の真ん中も伸びるように、おもいっきり全身を伸ばしたら、脱力する。これを3回繰り返す

筋力トレーニングをやる前とやった後に、全身のストレッチングを行ってください。このストレッチングは、伸ばしにくい背中の深部にある筋肉が伸びるので、中年になってから知らず知らずのうちに反り返ってきている腰椎のカーブを伸ばすことができます。ストレッチングを行うときは、伸ばしながら〝気持のよさ〟を感じることも大切。

関節と骨格 姿勢と歩行にかかわる全身の関節と骨格。

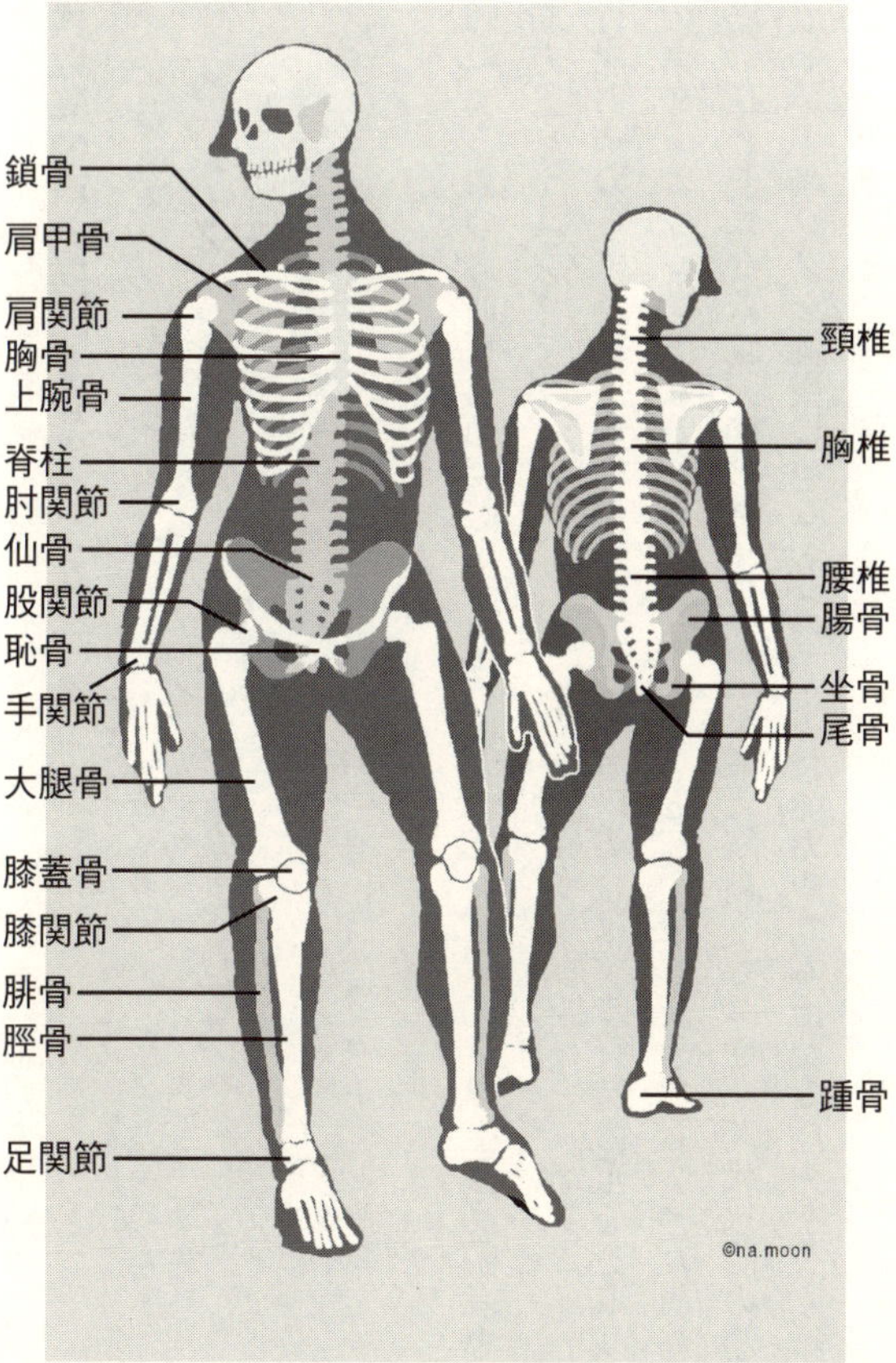

70代以降の筋力向上トレーニング

全身のストレッチング
❶「ハムストリングス」
❷「腸腰筋」
前後のストレッチング

加齢による膝の彎曲《わんきょく》や前傾姿勢がすでに始まっている、70歳以上の高齢者専用の筋力トレーニングです。

歩行能力そのものが維持しにくくなる高齢者の場合は、歩行時の重心を取り、歩行のメインエンジンとなるハムストリングスと、すでに衰えてしまった腹筋や背筋の代わりになる腸腰筋《ちょうようきん》の2つの筋肉を鍛え続けましょう。70代以降の筋力向上トレーニングを習慣にすることで、歩行能力や立ち上がる能力を長く維持することができます。

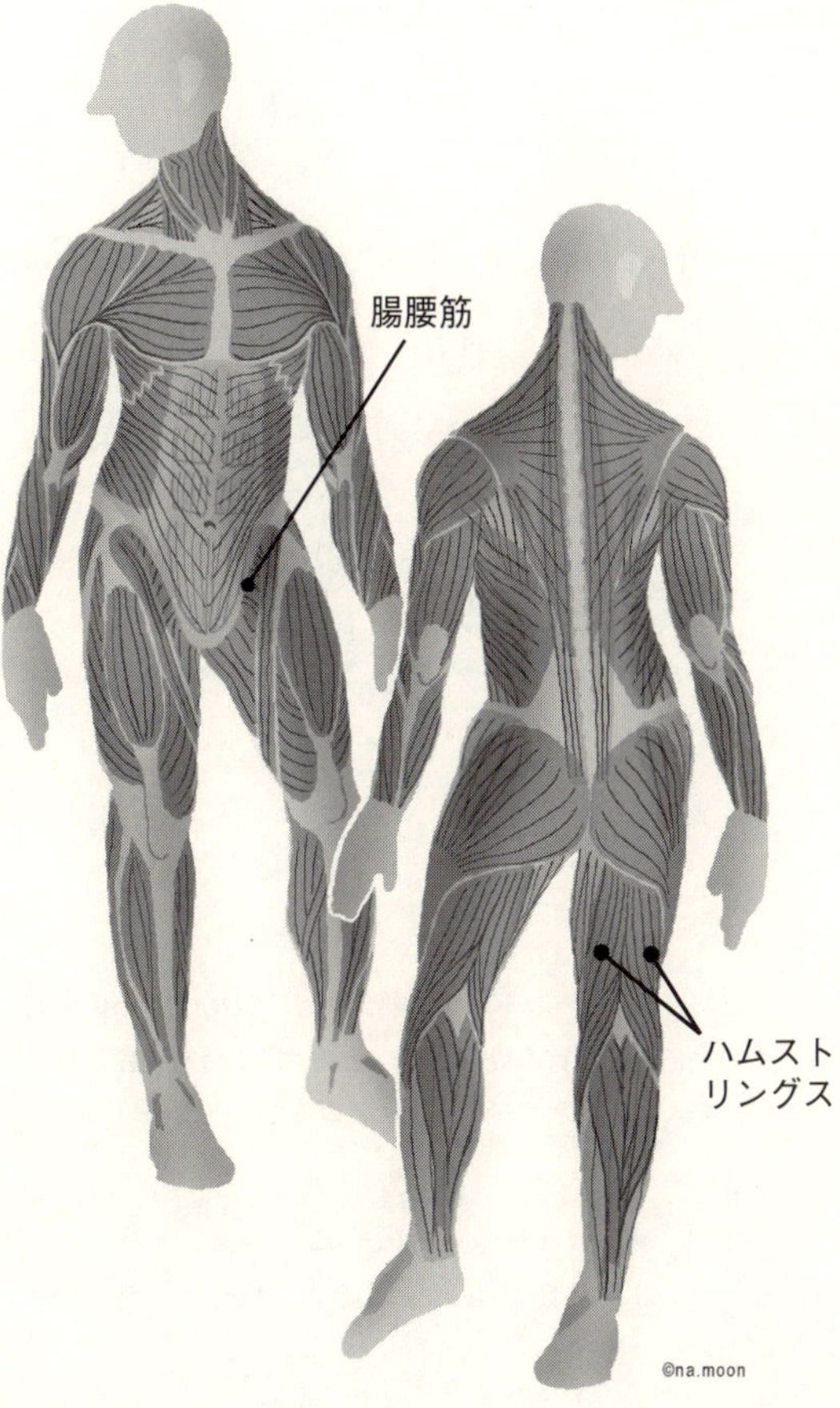
腸腰筋
ハムストリングス
©na.moon

❶ハムストリングスのトレーニング

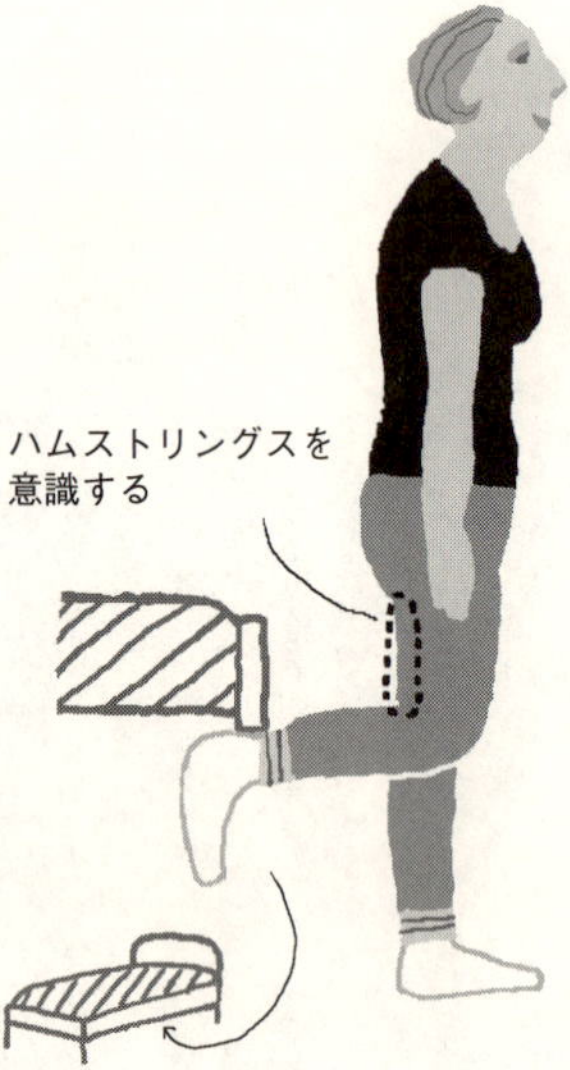

立った姿勢で、ベッドの下の部分など、50cm くらいの高さのところに足首の後面をひっかけ、足で持ち上げる感じで力を入れて５秒キープする。これを３～５回繰り返す

ベッドに押しつけた足首に力を入れたときに、ハムストリングスを意識して力が入るように。安全のため壁などに手をついて行ってください。

「ハムストリングス」プロフィール

ももの裏側にある3つの筋肉からなり、走ったり、歩いたりするときのアクセルの役目をし、膝を曲げる、股関節《こかんせつ》を伸ばすときに働くのが、ハムストリングスです。

階段をトントンとかけ上ったり、坂道などを好んで歩く人はこの筋肉が鍛えられ、ハムストリングスが弱ってくると、階段や坂道がきつくなり、普段の歩きものろのろしたものになります。

実はこの筋肉は走るときによく使う筋肉なので、歩くときに比べると走るときには膝が伸びていないのです。膝に加齢による変形があるために膝を曲げて歩く高齢者は、膝が伸びないので、歩行のときはこのハムストリングスを中心に使わなくてはいけません。つまり、高齢者が1日でも長く歩行能力を維持していくためには、ハムストリングスの筋力がとても重要なのです。

❷腸腰筋のトレーニング

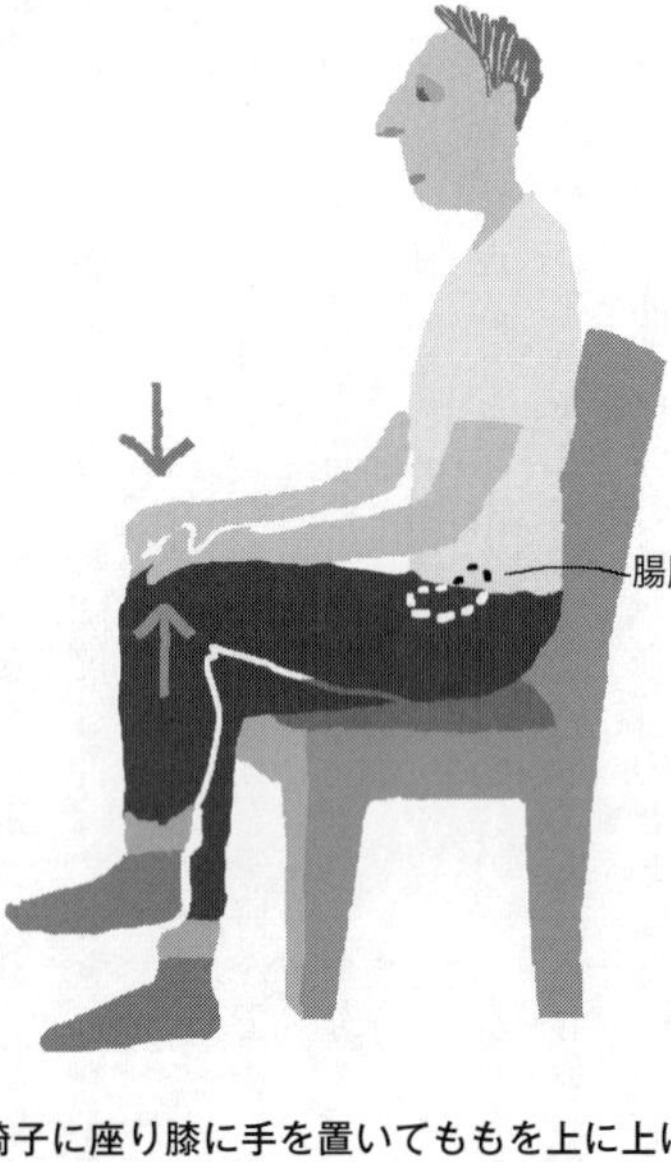

椅子に座り膝に手を置いてももを上に上げながら、手で上から膝を押す。ももは手で押す力に抵抗するようにしながら３秒キープする。これを片足ずつ５回繰り返す

腸腰筋に意識を集中させ、手で押す力とももを上げる力はどちらも強すぎないように。

「腸腰筋」プロフィール

腸腰筋は腹部の内臓を包んでいる腹膜の後ろにあり骨盤と股《こ》関節《かんせつ》をつないでいて、股関節の動きに関係する筋肉。

直立したときに上半身が後ろに倒れないように支える腸腰筋は骨盤の傾きを保って重力を維持する抗重力筋《こうじゅうりょくきん》で、同じく抗重力筋である脊柱起立筋《せきちゅうきりつきん》とともに姿勢づくりに関係します。立つこと、座ること、という基本的な日常動作を、今後も長く維持するためには腸腰筋の筋力が鍵になります。

また、足を前に引き上げる動作も腸腰筋の働きによるもので、高齢者が何もないフロアでつまずくことが多くなるケースは、この筋肉が低下していることが考えられます。

腸腰筋が弱ったままの状態を放置していると、足をするように歩くすり足になり、すり足で歩いていると、たびたびつまずくことになります。寝たきりの原因になる高齢者の転倒を防ぐために、腸腰筋の筋力を確保しましょう。

前後のストレッチング

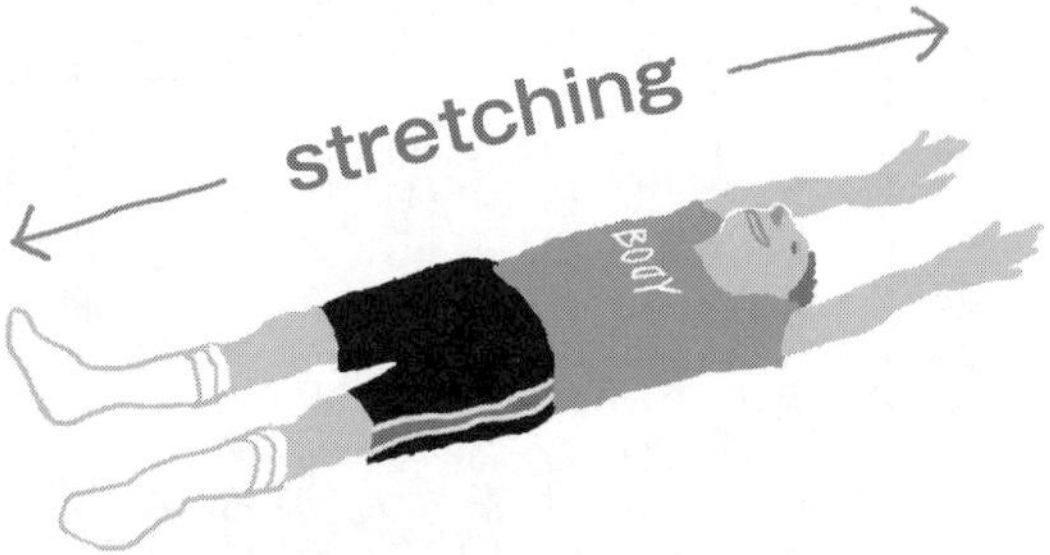

仰向けに寝て手足を伸ばし、お腹の真ん中も伸びるように、おもいっきり全身を伸ばしたら、脱力する。これを3回繰り返す

筋力トレーニングをやる前とやった後に、全身のストレッチングを行ってください。このストレッチングは、伸ばしにくい背中の深部にある筋肉が伸びるので、中年になってから知らず知らずのうちに反り返ってきている腰椎のカーブを伸ばすことができます。ストレッチングを行うときは、伸ばしながら“気持のよさ”を感じることも大切。

第3章

実践・筋肉別の筋力回復トレーニング

ある時ふと、腹筋がないことに気づいたり、
病院や治療施設で、背中や胸の筋肉の低下を
指摘されたことがあるはず。
しかし、気づきや指摘があったとしても、
あなたの筋肉がどうして弱ったのか、
弱った筋肉の具体的な回復法も
わからないままかもしれません。
そのうちに筋力低下が、
体力の衰えや体型の変化となって表れ、
さまざまな身体症状も出始めます。
中高年以降からの、筋肉別の筋力低下の原因を考えながら、
回復させるトレーニング法を紹介します。

筋力低下がまねく症状を筋トレで改善

40代、50代、60代の中高年世代で筋力低下が目立つ、腹筋《ふっきん》、背筋《はいきん》、臀筋《でんきん》、脚筋《きゃくきん》（下肢の筋肉）、胸筋《きょうきん》、肩腕部《けんわんぶ》の部位にある筋肉を取り上げました。

それぞれの筋肉別に①～③を解説していきます。

①低下がなぜ起きるのか

②低下すると出てくる体力変化や体型変化、表れてくる症状

③低下を改善する筋力トレーニング

※①の筋力低下の原因では「使わない筋肉は筋力が低下する」という筋肉の大前提や、運動習慣を持たないための筋力低下、ケガや病気後の筋力低下などについてはすべての筋肉に共通することなので省きました。③の筋力低下を回復するトレーニングでは、疲れにくい遅筋を多く含むものや、身体動作に必要な大きな筋肉が中心です。

すでに自分で低下している筋肉部位がわかっているなら、その部位のトレーニングをしてください。低下している筋肉部位がわからない場合は、体型変化や症状から該当する筋力トレーニングをしてください。症状の腰痛と膝痛については、次章で改めて詳しく解説してあります。第2章の基本トレーニングである「筋力向上トレーニング」に、この章の、該当する筋力トレーニングをプラスするとより効果的です。

登場する筋力トレーニング

●**腹筋**
腹直筋のトレーニング
●**背筋**
脊柱起立筋のトレーニング
●**臀筋**
大臀筋のトレーニング
中臀筋のトレーニング
●**脚筋**
内転筋のトレーニング
大腿四頭筋のトレーニング
ハムストリングスのトレーニング
ヒラメ筋のトレーニング
腸腰筋のトレーニング
●**胸筋**
大胸筋のトレーニング
前鋸筋のトレーニング
●**肩腕部の筋肉**
上腕二頭筋のストレッチ
僧帽筋のストレッチング
肩甲下筋のストレッチング

腹筋

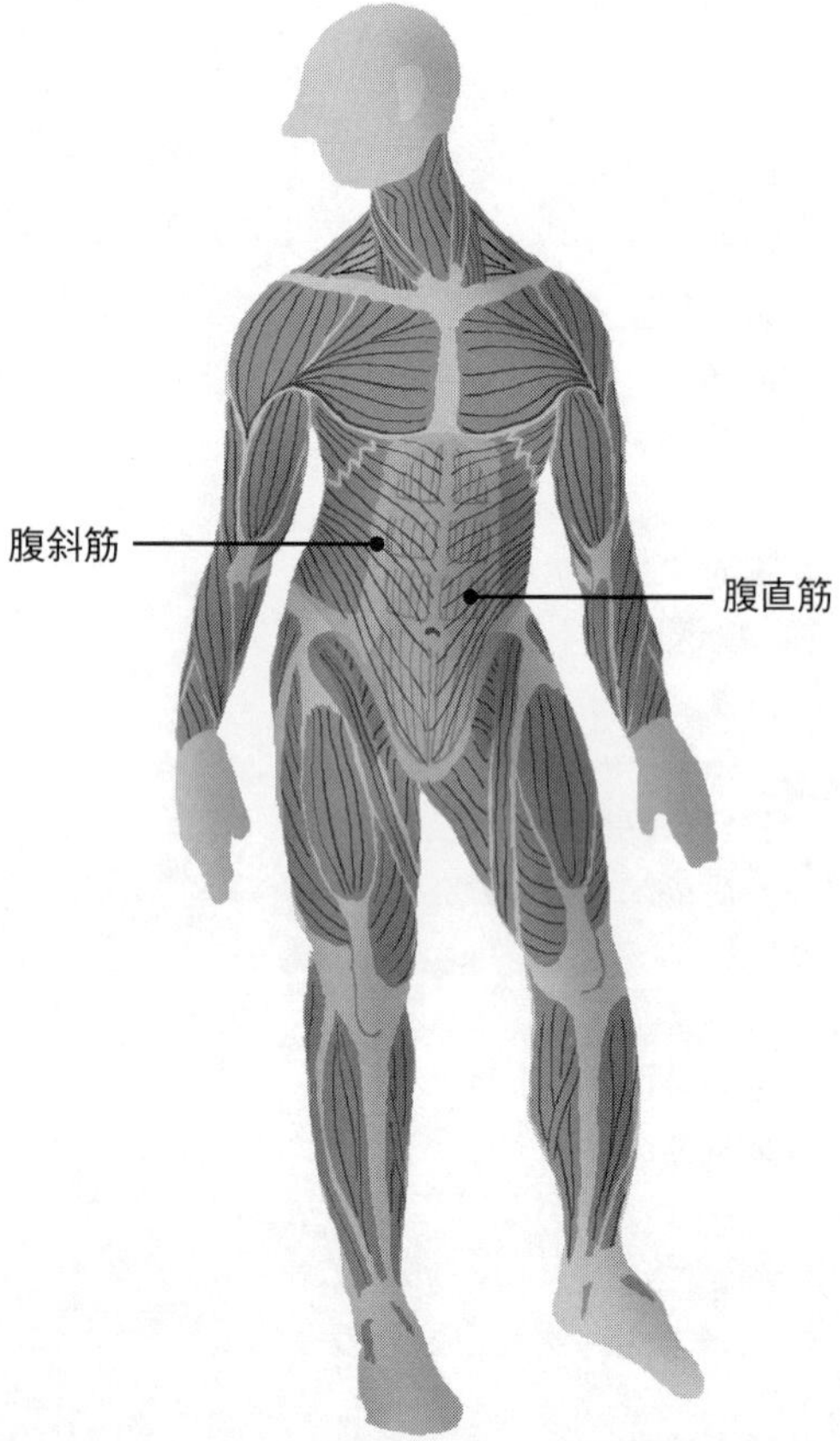

腹筋が低下していく原因

中年になると目に見えてわかるのが、腹筋の低下です。
腹筋と総称される腹部の筋肉の主なものは、お腹の前面にあって鍛えていると割れてくる「腹直筋《ふくちょくきん》」と、お腹の側面にあってねじる動作に必要な「腹斜筋《ふくしゃきん》」です。

腹筋の衰えには、何より普段の姿勢と歩き方が関係しています。もし、あなたが正しい姿勢で歩いていれば腹直筋も腹斜筋も過不足なく使っていることになるので、腹筋が落ちにくいでしょう。姿勢を悪くして歩いているなら、腹直筋も腹斜筋も落ちていきます。

腹筋を保持するためにはここに紹介した腹筋の筋力トレーニング以外に、正しい姿勢で歩くことが大切でしょう。正しい姿勢や歩き方については第5章を参考にしてください。

低下すると起きやすい症状

「腰痛」

腹筋が落ちることから腰痛が始まるといっていいくらい、腹筋の低下は腰痛の原因になります。腹筋が弱ってくると、腹筋と拮抗筋《きっこうきん》（1つの関節を中心に反対の動きをする筋肉同士）の関係にある背筋への影響も大きく、反り返った姿勢になり、そのために腰痛が起きやすくなります。

「下腹太り／疲れやすくなる」

腹筋が弱ると肋骨《ろっこつ》のガードが緩むので、結果として内臓の働きが低下し、内臓の働きの低下によって疲れやすくなります。基礎代謝も下がって、脂肪がつきやすくなります。中高年になると、やせている人でもお腹が出てくる原因には腹筋の低下があるので、いくら食べすぎに気をつけていても、この腹筋が低下したままだと下腹太りはますます進行します。

腹筋回復トレーニング

腹斜筋を使う〝ねじる運動〟は腰痛のリスクになりやすいので、中高年以降では腹斜筋へのアプローチは無理に行う必要はないでしょう。中高年の腹筋では、「腹直筋」だけを鍛えれば十分。腹直筋さえきちんと鍛えておけば、あとは正しい姿勢で歩くようにしているだけで、わき腹の腹斜筋はおのずと鍛えられていきます。

腹筋は弱い強いの個人差が大きいので、弱い順にAランク、Bランク、Cランクに分けました。あなたの腹筋の能力でランクを選んでください。ABCのどのランクも最初は５回から始めて回数を増やし、Aランクから始めた人はB、Cとバージョンアップさせてもいいです。腰痛を繰り返している人は、Aランクから始めてください。

A

仰向けに寝て両膝を立て、両手を膝頭に当てて起き上がれるところまでゆっくり起き上がる。これを５回繰り返す

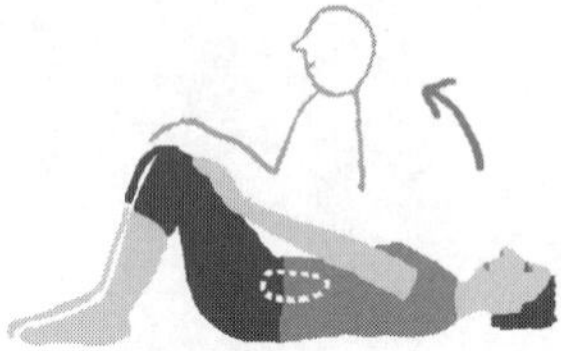

B

仰向けに寝て両膝を立て、腕を組んで起き上がれるところまで起き上がる。これをゆっくり５回繰り返す

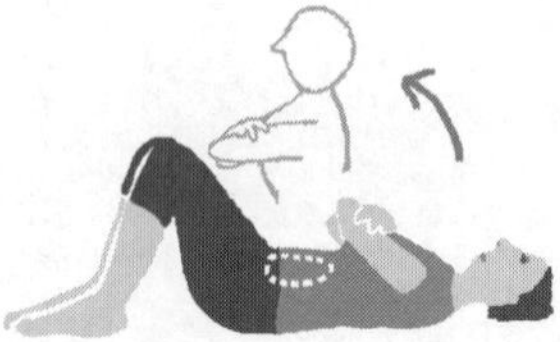

腹直筋のトレーニング

C

仰向けに寝て両膝を立て、頭の後ろで手を組んで起き上がれるところまで起き上がる。これをゆっくり５回繰り返す

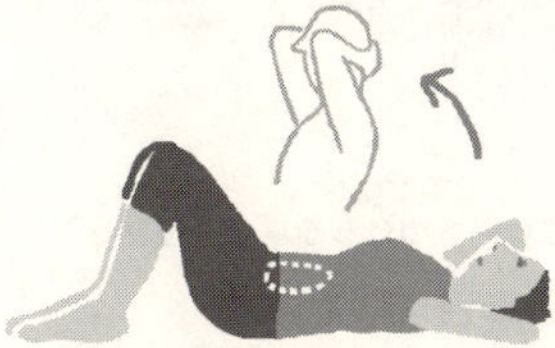

膝を伸ばしたままの上体起こしは股関節にある筋肉群を強力に働かせるために腰部の激しいストレスに。必ず、膝を曲げて行ってください。また首へのリスクを考えると、起き上がるときに無理に首を曲げておへそを覗きこむ必要もありません。

〈うつ伏せ寝〉で鍛えられる腹筋

15～30分

普段の生活で腹筋をつける簡単な方法として、ぜひ勧めたいのが、「うつ伏せ寝」です。

腰痛がひどいときには一般的な腹筋のトレーニングはできませんが、うつ伏せ寝は腰痛があっても唯一できる腹筋のトレーニングでしょう。

方法はシンプルかつ簡単で、「床か布団の上で1日に1回、15～30分程度のうつ伏せ寝をする」というもの。ときどきうつ伏せ寝をするのが、習慣になるといいでしょう。

うつ伏せに寝ることで、普段の生活で縮みがちで、伸ばす機会が少ない体の前面が伸び、これが腹筋を伸ばすストレッチになります。また、お腹の中のガスがよく出て排便効果につながり、肩の関節や股関節の緊張をとるのにも効果的です。うつ伏せ寝をすると腹式呼吸がしやすくなって自然に深い呼吸になることから、うつ伏せ寝には脳の活性効果やストレス解消効果もあるとされています。

うつ伏せに寝るだけで、腹筋に刺激を与えられるのですから、これほど楽なこともありません。

背筋

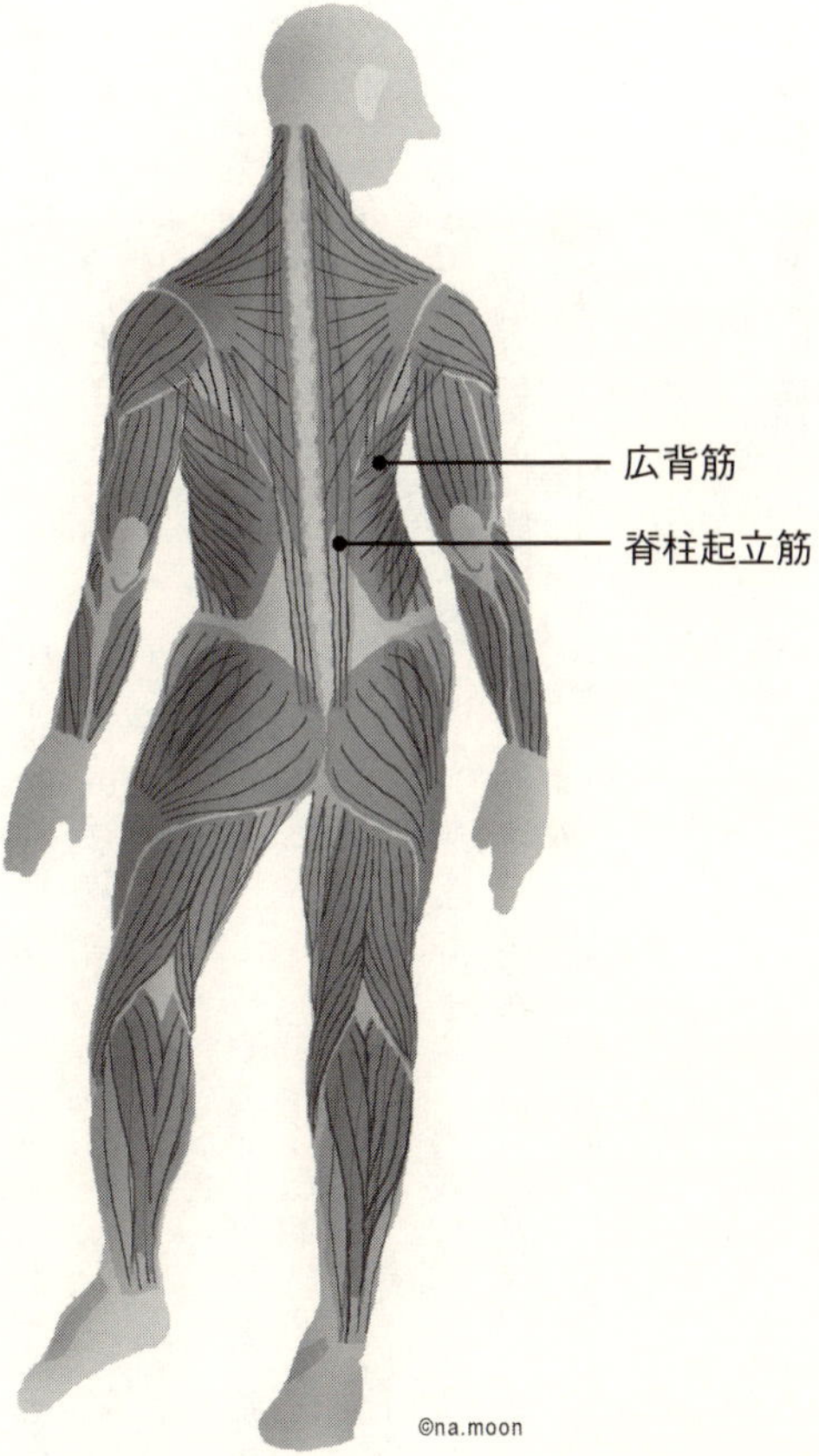

背筋が低下していく原因

背筋の低下は腹筋などに比べると気づくのが遅くなりがちで、それだけに気づいたときは手遅れということも。中年世代では、背中を反らすストレッチなどをたまたまやったときに、恐ろしいくらい背筋が硬くなっていることに気づくことが多いようです。

背中にある筋肉の主なものは、直立の姿勢をつくっている最長筋《さいちょうきん》や腸肋筋《ちょうろくきん》や多裂筋《たれつきん》などの複数の筋肉からなる「脊柱起立筋《せきちゅうきりつきん》」と、逆三角形の体型づくりに必要で腕を後ろに引く「広背筋《こうはいきん》」で、私たちは寝ているとき以外なら、座位でも立位でも必ずこの背筋を使っているわけです。ですから、普段の生活でよく働いている人なら落ちにくい筋肉。また、作業中の姿勢も含めた普段の生活での生活姿勢の良し悪しが、知らず知らずのうちに背筋の筋力低下に影響していきます。

低下すると起きやすい症状

「ねこ背」

背筋は抗重力筋《こうじゅうりょくきん》として脊柱を重力に逆らって後ろに引っ張ることで直立させているので、背筋の低下は前傾姿勢をつくり、ねこ背の原因にもなります。

「中年太り／体型の崩れ」

背筋が衰えると拮抗筋《きっこうきん》である腹筋も衰え、背筋と腹筋の衰えが連鎖的に脚の筋肉の衰えにつながり、全身の筋肉の衰えにも影響が大きいでしょう。そのことも関係して、背筋が衰えると基礎代謝が低下して肥満の原因に。とくに加齢とともに基礎代謝が低下して起きる中年太りに拍車がかかり、体型が崩れ始めます。中年太りの予防と解消には背筋のトレーニングも必要です。

このように、背筋の状態と中年太りには密接な関係があるので、中年太りが始まった時期と、ねこ背になってきた時期が同じであることが多いのです。中高年のボディーリメイクには、腹筋とともに背筋のトレーニングも必須です。

「骨粗鬆症」

背筋が衰え骨粗鬆症《こつそしょうしょう》の原因になるという捉え方ではなく、背筋の脊柱起立筋を鍛えると骨粗鬆症の進行を防ぐと考えてください。

骨粗鬆症と診断されるなかで最も多いのが閉経後の中高年世代の女性ですが、女性ホルモンの減少が骨の中のカルシウムやリンの量を減らして「骨量《こつりょう》（骨塩量）」を減少させ、その結果、骨密度《こつみつど》が減り、骨粗鬆症と診断されます。しかし、この段階ではまだ、骨折をしやすいとか、歩行に支障があるということはありません。

すでに減ってしまった骨量を増やすことは困難ですが、加齢とともに今後、骨量がますます減少するのを阻止することは背筋を中心とした筋力トレーニングで可能です。

骨の周りには骨膜《こつまく》があり、この骨膜が筋力トレーニングなどの運動で刺激されると電気を発生し、発生した電気が前述の骨量のカルシウム（カルシウムイオン）を取り込む働きをします。筋力トレーニングのなかでも、カルシウムを取り込む働きが最も期待できるのが、背骨に直接ついている背筋の脊柱起立筋の筋力トレーニングです。脊柱起立筋のトレーニングが、骨の中でこれ以上にカルシウムが減少するのを予防してくれます。

背筋回復トレーニング

骨の強化や前傾姿勢になりやすい中高年は、背筋のなかでも「脊柱起立筋」を鍛えるのが効率的です。

脊柱起立筋のトレーニング

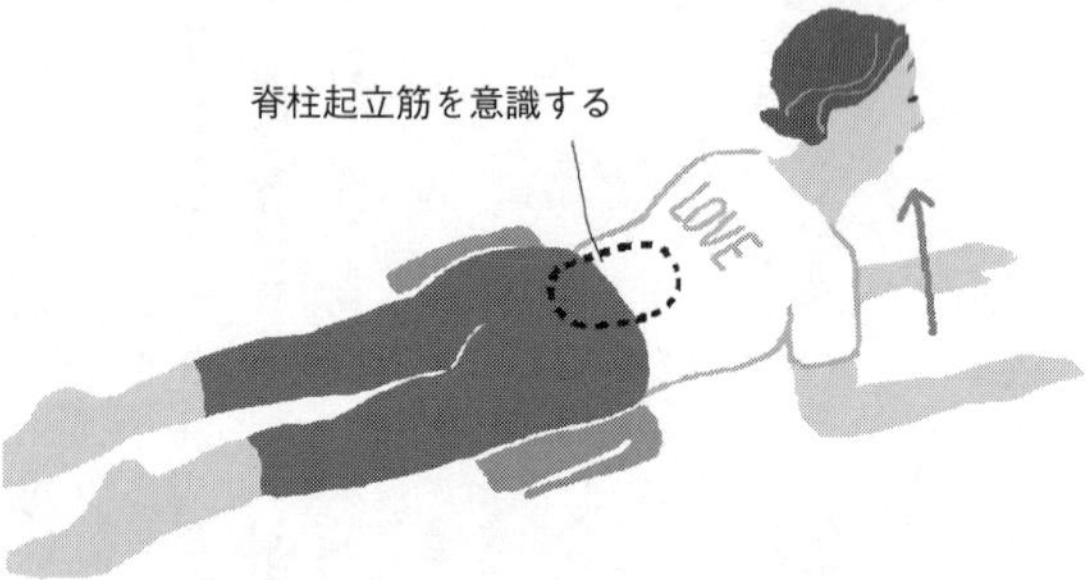

うつ伏せに寝て腕を前に出し、へそから骨盤にかけての位置に薄めの座布団を敷き、ゆっくりと腕で上体を押し上げる。これを５回繰り返す

上体を起こすときに脊柱起立筋に力を入れながら、伸ばしていくように意識します。この筋力トレーニングでも腰部への負担が心配なので、おへその下から骨盤を覆うように２つ折りにした座布団を敷いてフォローします。最初は５回くらいから始めて慣れてきたら回数を増やしていきますが、慣れてきても下に敷く座布団は外さずに。

臀筋

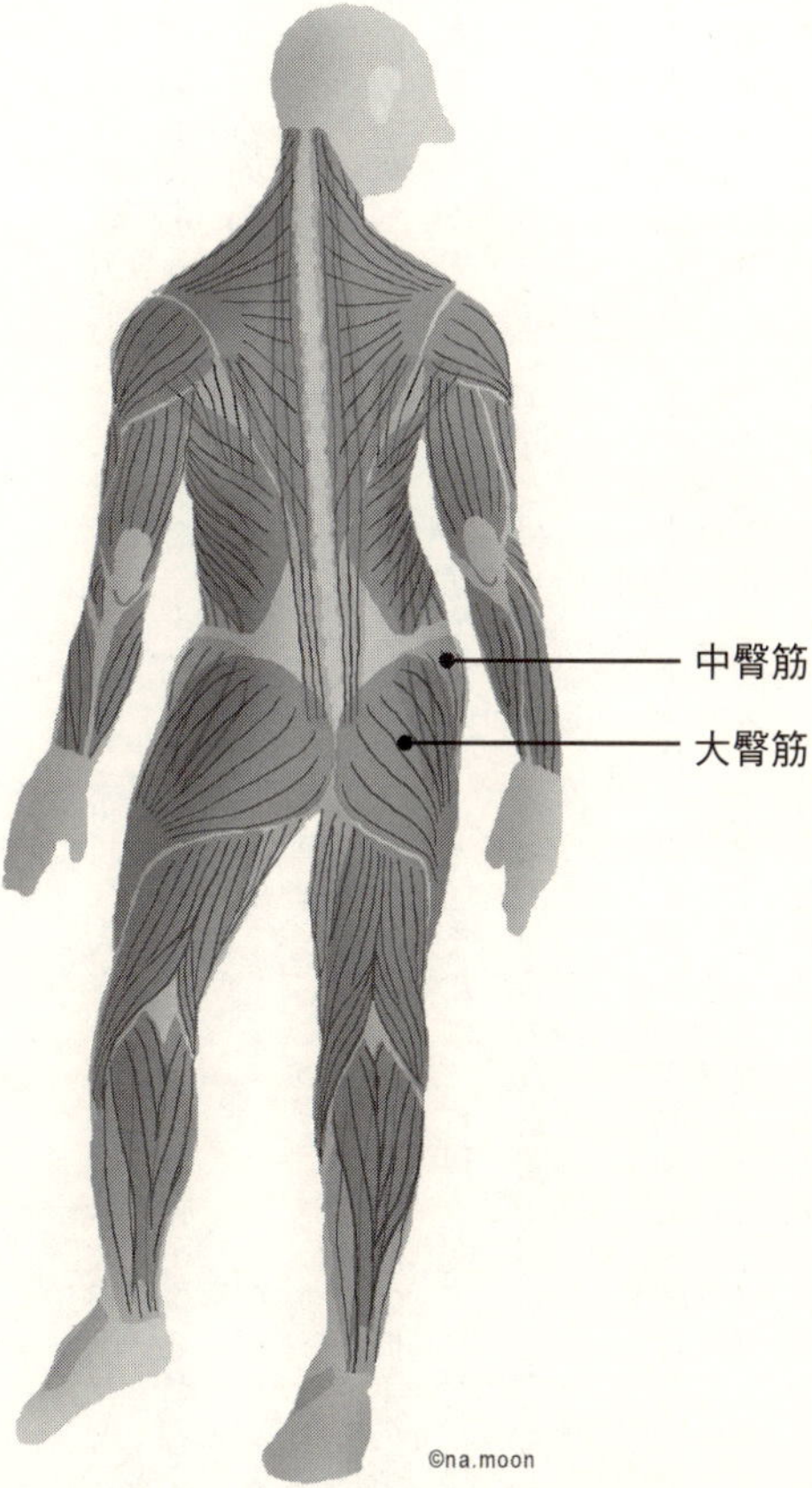

臀筋が低下していく原因

中高年以降で、疲れやすい身体を意識したら、筋肉ではまず臀筋の低下を疑っていいでしょう。

お尻の筋肉の臀筋には、全身の筋肉で2番目に大きい筋肉の「大臀筋《だいでんきん》」と、大臀筋の奥にある「中臀筋《ちゅうでんきん》」で、どちらも腰をつくっている骨格である骨盤を支えている筋肉です。

中高年になって骨盤を正しい位置に保つのが難しくなった、いわゆる〝骨盤の位置のずれ〟は歩行不足や座り方が悪いことなどによるこの臀筋の低下の影響が大きいのです。生活面で臀筋をつけること、またはこれ以上弱くしたくないなら、足を投げ出して腰かけるのをやめるなど、きちんと腰かけることを心がけるべきでしょう。

また大臀筋は首から下の、上肢、下肢にわたるすべての筋肉の大黒柱なので、この筋肉が弱り始めると全身にあるほかの筋肉がこぞってサポートするようになって、大臀筋の衰えが全身の筋肉痛や疲労の原因にもなります。中臀筋は身体バランスを保ち、下半身のバランス感覚の鍵を握る筋肉でもあるので、中臀筋が衰えると、立ち上がるときや歩行中のバランスが悪くなるでしょう。

低下すると起きやすい症状

「慢性腰痛」

腰痛の原因は、腹筋、背筋、脚筋など全身の筋力低下の影響ですが、慢性腰痛である筋々膜性《きんきんまくせい》の腰痛や姿勢性《しせいせい》の腰痛の原因になるのは臀筋の衰えの影響が強く、とくに大臀筋の低下の影響が大きいでしょう。

「冷え症、尿もれ、生理痛」

骨盤を支えている臀筋なので、臀筋が低下すると骨盤の位置もずれやすくなります。そして骨盤がずれていると、冷え症や尿もれなどの女性特有の症状や、生理痛などの婦人病に影響する可能性があります。なかでも尿もれは、骨盤が本来の状態でなく前後や左右に傾斜しすぎたことで、骨盤底筋（骨盤の底の部分の筋肉）の一部である肛門の筋肉が緩んでお腹にちょっとした力が入ると尿がもれます。また骨盤がずれることで骨盤の中に入ってくる血液の量が増えて、その結果、尿がもれます。このように臀筋の低下による骨盤のずれが尿もれを起こしやすくするわけですが、もう1つ、臀筋である大臀筋が肛門や尿道の括《かつ》約筋《やくきん》の収縮を助ける役目をするので、大臀筋の低下が直接、尿もれの原因にもなるのです。

「足のもつれ／転倒しやすくなる」

臀筋が低下すると、立ち上がるときにふらふらして転倒しそうになり、また、階段の上り下りの際にバランスを崩して転倒しそうになります。

階段を上り下りするときのバランスや、片足で立つときにバランスを取るのは、主に臀筋である中臀筋の働きです。もし、あなたが階段で、とくに急いでいないのに足がもつれて転びそうになった経験があるとしたら、中臀筋が弱り始めている表れです。

病後の人や高齢者が立ち上がった直後にバランスを失って転倒しそうになるのも、主にこの中臀筋が弱っているからです。

最近、安定感がなくて転びやすくなっていることに気づいているなら、中臀筋のトレーニングだけでも早速、始めましょう。

臀筋回復トレーニング

中高年の臀筋の低下では、できれば大臀筋と中臀筋の両方を鍛えるようにします。

大臀筋のトレーニング

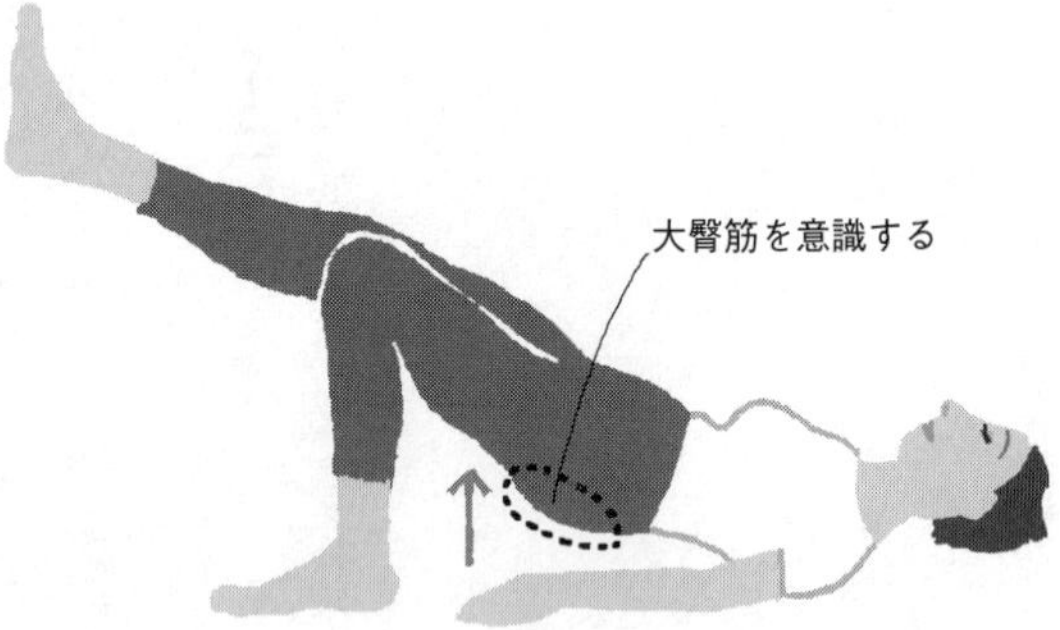

仰向けに寝て片足は床につけ、もう片足は膝を伸ばしてまっすぐ上げたまま、お尻を持ち上げて３秒キープする。これを３回、左右の足で行う

お尻を持ち上げるときは足や背中の力で持ち上げるのではなく、あくまでも大臀筋に力が入ってお尻が持ち上がるように。

中臀筋のトレーニング

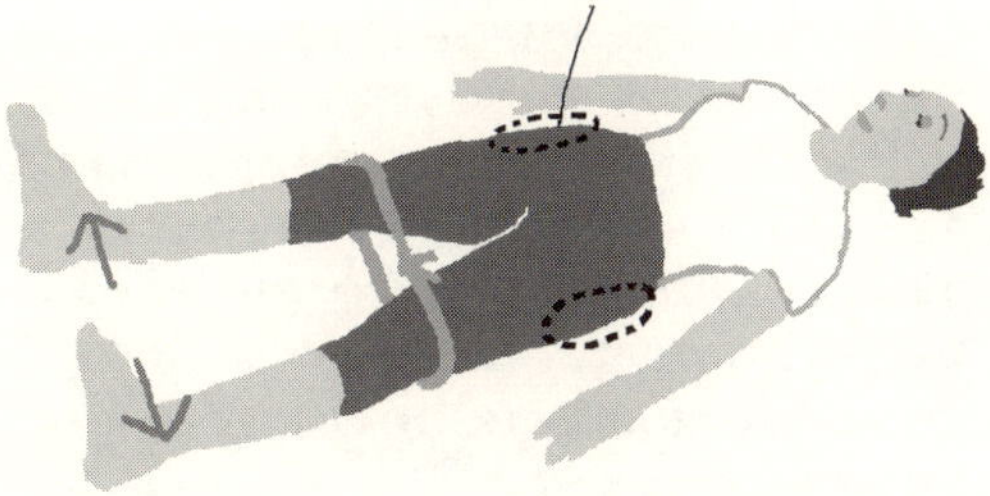

仰向けに寝て、肩幅分くらいまで足が開けるように紐で足を結ぶ。そのままいったん足を閉じてから紐いっぱいまで足を開いて３秒キープする。これを５回繰り返す

紐を使わないと、足を必要以上に広げすぎてしまったりして、中臀筋にうまく負荷がかかりません。肩幅くらいに足を開くことは骨盤の幅に相当し、その状態で力を入れることは骨盤を支えている中臀筋に負荷をかけていることに。中臀筋の部分に力が入るようにして、中臀筋を意識しながら開いて閉じることを繰り返します。

〈片足立ち〉と〈階段歩行〉で鍛えられる臀筋

建物内や駅などではエスカレーターやエレベーターは避けて、できるだけ階段を使うようにしていると、臀筋を保つことができます。階段歩行は、臀筋のバランス能力を衰えさせないだけでなく、脚筋、背筋、腹筋なども鍛えられます。

また電車やバスを待っている間や信号待ちの何十秒かの間に、「片足立ち」を繰り返していると、臀筋が鍛えられます。立ち止まるたびに片足立ちをするだけで、お尻の筋力アップは相当なもの。最近、歩いていてつまずいたり、段差のある場所で一瞬よろけたりなど、以前より身体バランスが低下していると感じている人はとくに、この簡単片足立ちトレーニングを繰り返してみてください。

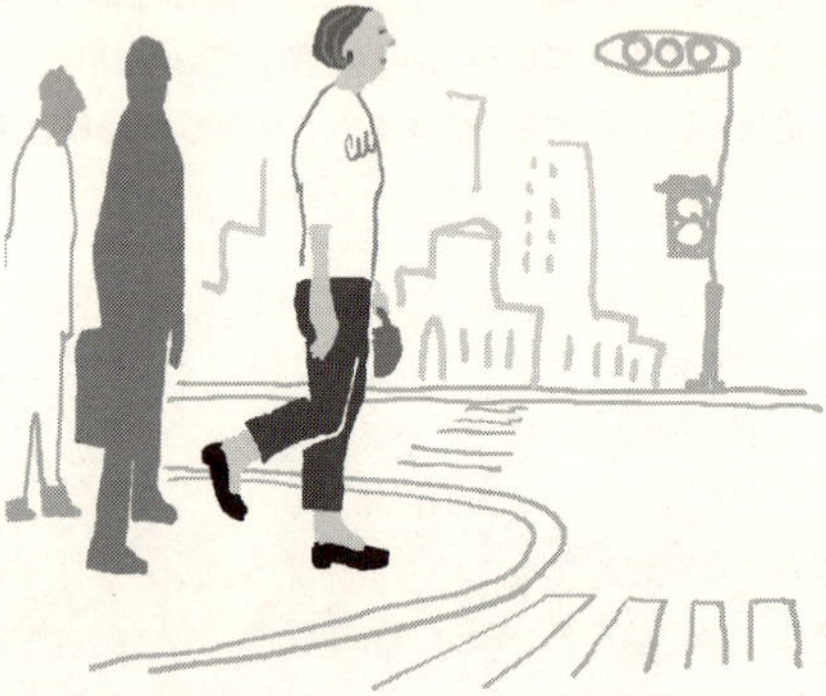

脚筋

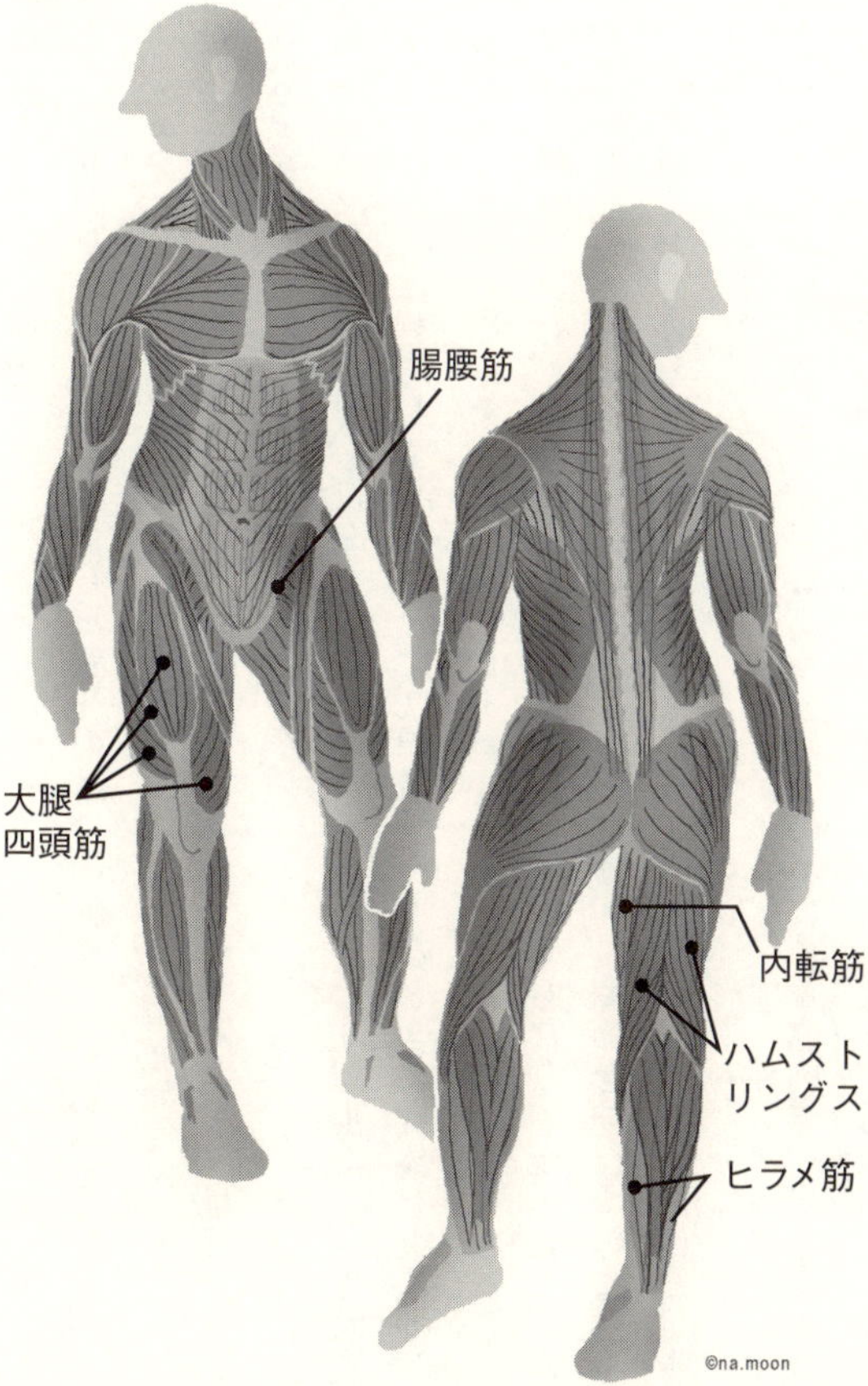
腸腰筋
大腿
四頭筋
内転筋
ハムスト
リングス
ヒラメ筋
©na.moon

脚筋が低下していく原因

数ある脚筋のなかで、中高年から重要なのは「内転筋《ないてんきん》」「大腿四頭筋《だいたいしとうきん》」「ハムストリングス」「ヒラメ筋」そして、股関節《こかんせつ》の筋肉の「腸腰筋《ちょうようきん》」です。

内転筋は内ももの筋肉で、脚を内側に引き寄せることで働き、片足で立つときは骨盤を安定させることに働きます。

大腿四頭筋は大腿の前面を包んでいる4つの筋肉からなり、歩くときや階段を上るときに膝折れを防ぐように働いたり、階段を上るときに身体を上に押し上げる筋肉です。

ハムストリングスは、大腿の裏側にある3つの筋肉からなり、走ったり、歩いたりするときのアクセルの役目をし、膝を曲げる、股関節を伸ばすのに働きます。股関節は上半身と下半身を結ぶ関節で、この関節の働きで人間は二足歩行が可能になりました。

ヒラメ筋はアキレス腱とつながるふくらはぎの奥にある筋肉で、歩くときに最後に地面を押し出す筋肉で、重心を前に送る歩行にはなくてはならない筋肉なのです。

腸腰筋は、股関節の可動域に関係し、骨盤の腸骨《ちょうこつ》から始まる腸骨筋と、腰椎《ようつい》から起きる大腰筋があります。腸腰筋は背筋などとともに、直立したときに上半身が倒れないように背骨の前から支えている抗重力筋で、立っているときの姿勢の悪さや、歩行不足を始めとする運動不足が長く続いていると、弱ってくるでしょう。

以上の脚筋は、子どもの頃から中高年になるまでの人生で都会暮らしなどあまり歩いてこなかった人や、現在、デスクワーク中心や移動手段が車中心の人、入院生活が長く続いていた人などは弱くなります。

またたとえよく歩く人で田舎暮らしの人でも、「膝を伸ばさないで歩く、姿勢を悪くして歩く、重心移動が下手な歩き方などの悪い歩き方」をしていると、これらすべての脚筋はどんどん衰えていくのです。

低下すると起きやすい症状

「慢性膝痛、慢性腰痛」

内転筋が弱ると膝のお皿が安定しなくなり、大腿四頭筋とハムストリングスが弱ると膝の屈伸力が低下し、ヒラメ筋が弱ると地面を蹴る力が弱くなります。そのために歩行の際に膝関節に無理がかかり膝痛を起こしやすくなります。

腸腰筋が弱ると股関節の動きが悪くなり、腰椎のカーブを前に曲げることになって、腰が曲がった状態に。そのまま放置していると、上体を無理に伸ばそうとするあまりに膝が曲がってしまい、腰痛、膝痛（膝関節痛）の温床になります。

「歩くのが遅くなる」

とくに女性で股ずれを起こすほど太くなってしまった内ももは、内転筋の弱体化の表れ！　よく歩くようになると内ももの付け根あたりが締まってくるのは、この筋肉が鍛えられるからです。内転筋が弱ってくると骨盤が安定しなくなり、その結果、姿勢が崩れて歩きにくくもなります。

あなたが最近、意識しないで歩いているときに歩幅が狭くなってきて、せかせかと急いで歩かなければ、同行している20、30代の歩きについていけないと自覚しているなら、背景に内転筋の衰えが考えられるでしょう。また、ヒラメ筋やハムストリングスが弱ってきても全体に歩くスピードが低下します。

「外反母趾」

外反母趾《がいはんぼし》は靴などの環境因子と、正しく歩けていないために母趾を使えていないことが原因になります。正しく歩けていないと脚筋が弱るといいましたが、反対に、脚筋が弱ると正しく歩けないのです。外反母趾の予防と改善には脚筋を強化することが有効で、内転筋とヒラメ筋の強化が有効です。

「冷え症、むくみ」

血液は心臓から出て足の先まで流れて心臓まで戻りますが、脚筋がきちんと機能していれば、膝から下の部分への血流がよくなります。これらの脚筋の低下は脚のみならず全身の血流障害になるので、男女を問わず冷え症やむくみの原因になります。男性の冷え症では中高年層に冷え症人口が増えているといわれているので、要注意！
下肢が冷えると、脚の裏側の筋肉が強く収縮するこむらがえりも起きやすくなります。

脚筋回復トレーニング

将来的にいくつになっても歩けるために、今から鍛えておきたい脚の筋肉は他の部位よりも数が多くなり、内転筋、大腿四頭筋、ハムストリングス、ヒラメ筋、腸腰筋の5つもあります。一度に5つが無理なら、例えば①大腿四頭筋とハムストリングスと腸腰筋②内転筋とヒラメ筋と腸腰筋のトレーニングを組み合わせて、①と②を日替わりにして交互にトレーニングしてもいいでしょう。

内転筋のトレーニング

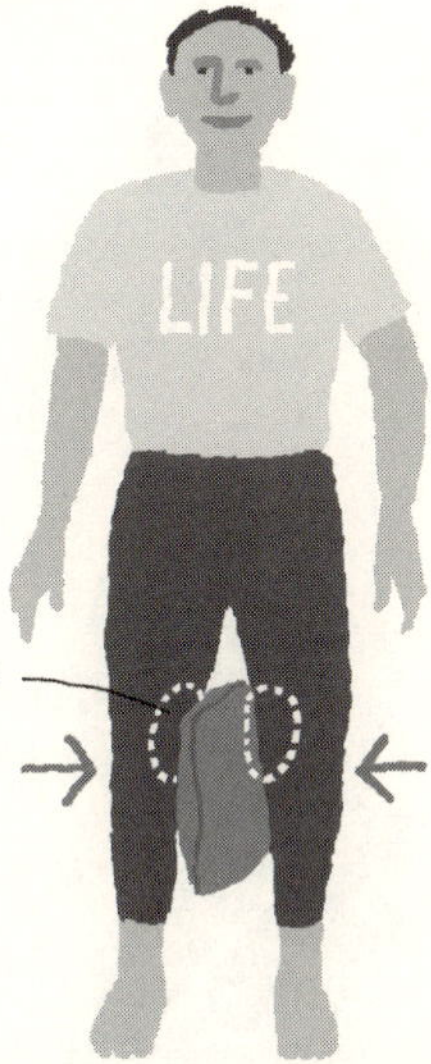

まっすぐ立った姿勢にして足を開き、膝頭のあたりで硬めの枕、クッション、２つ折りにした座布団のいずれかをはさんで、そのまま内ももにギューッと力を入れて３秒キープする。これを３～５回繰り返す

膝を正面に向けた姿勢にして枕やクッションをはさんでください。このトレーニングは、膝痛があって歩行能力が低下しかけたときにも。

大腿四頭筋のトレーニング

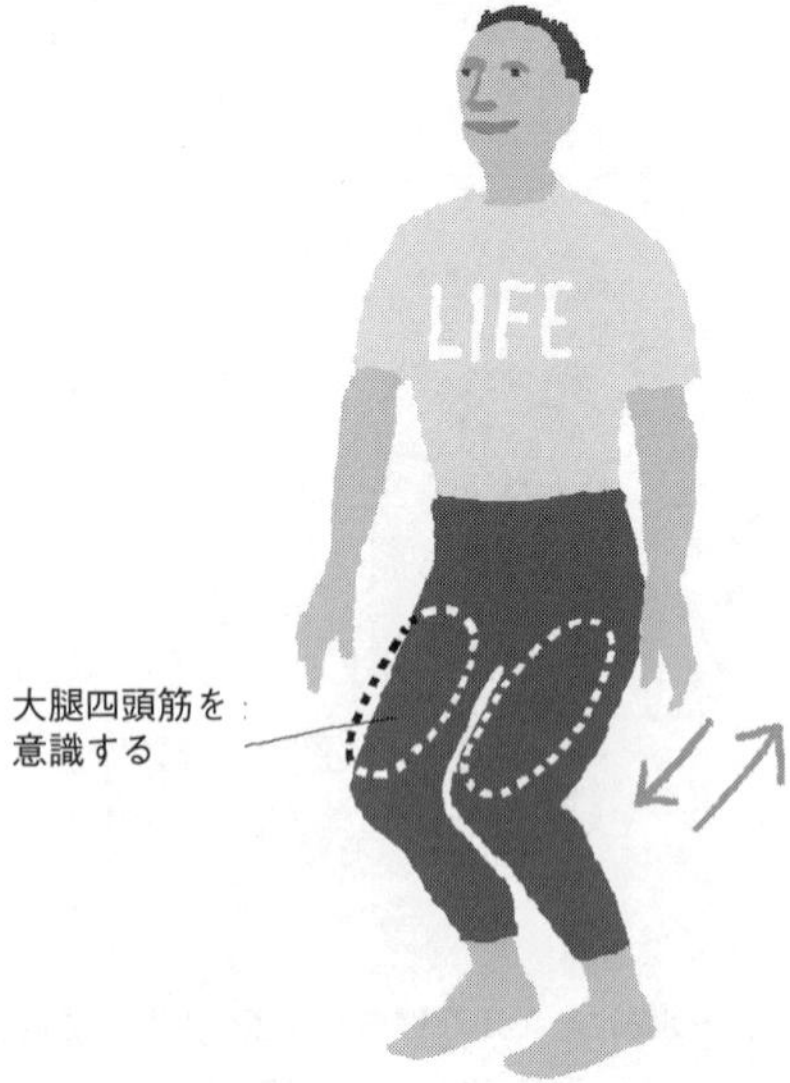

立った姿勢でゆっくり膝の曲げ伸ばしをする。これを5回くらい繰り返す

膝を曲げたときに大腿四頭筋に力を入れるように。

ハムストリングスのトレーニング

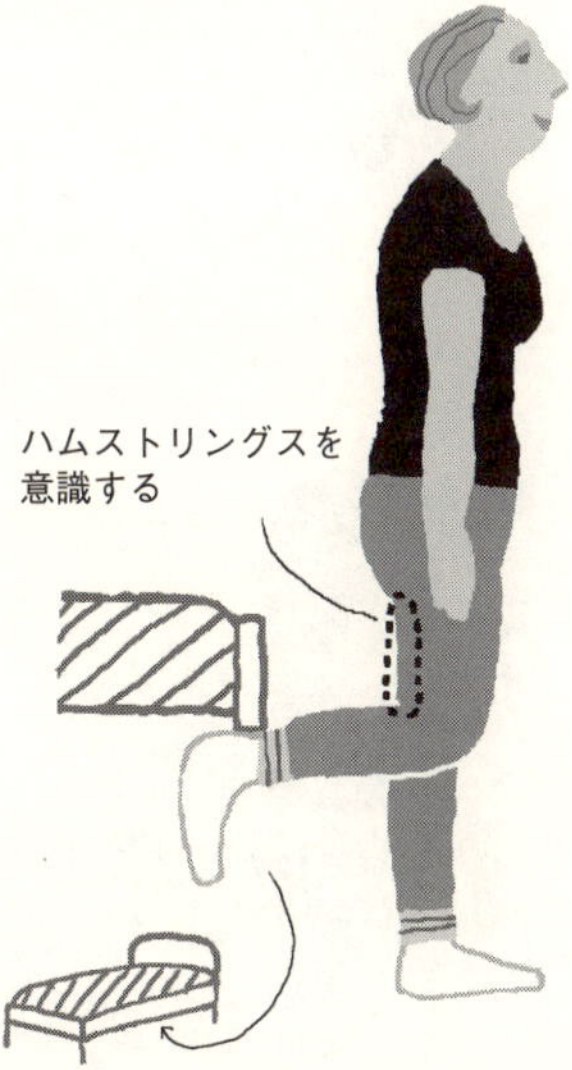

立った姿勢で、ベッドの下の部分など、50cm くらいの高さのところに足首の後面をひっかけ、足で持ち上げる感じで力を入れて５秒キープする。これを３～５回繰り返す

ベッドに押しつけた足首に力を入れたときに、ハムストリングスを意識して力が入るように。安全のため壁などに手をついて行ってください。

ヒラメ筋のトレーニング

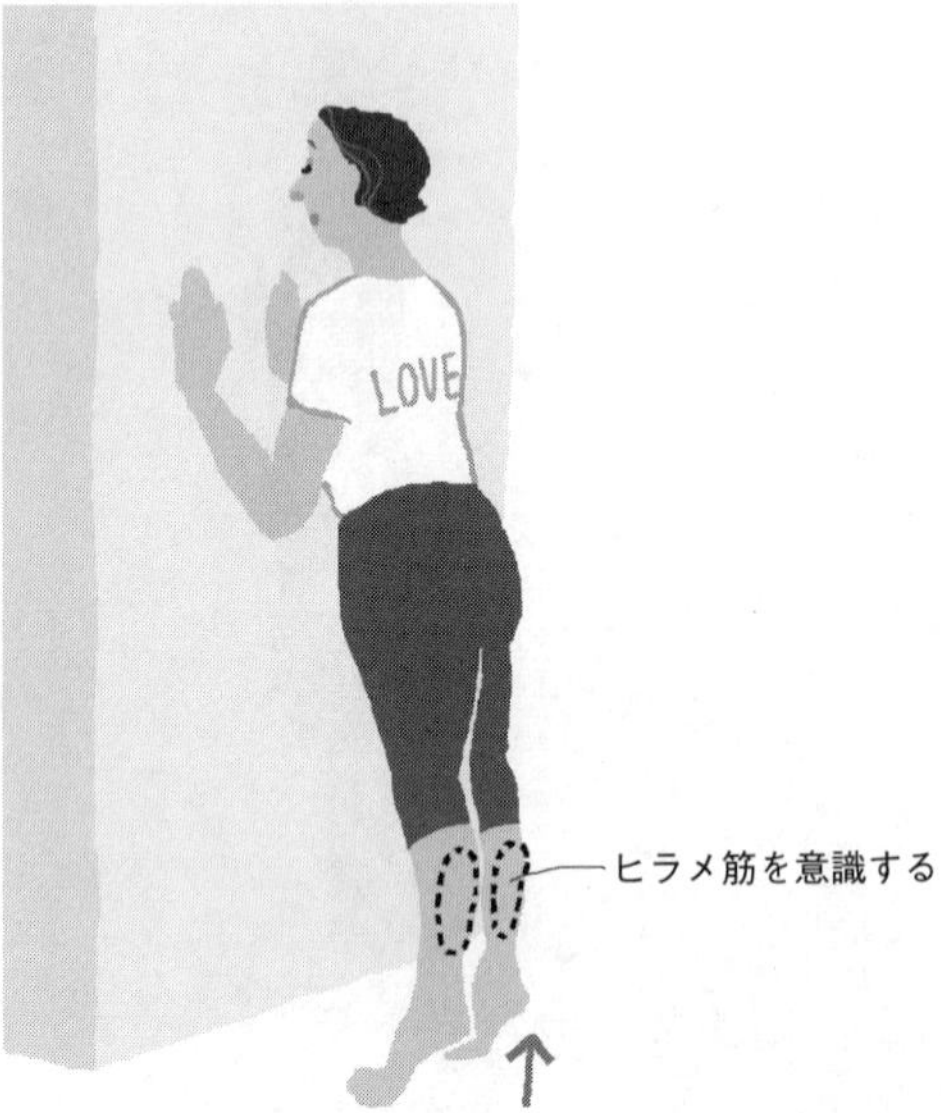

立った姿勢で壁に両手をつき、大きくつま先立ちしそのまま3秒キープしてかかとを下ろす。これを5回くらい繰り返す

つま先は指のつけ根（ボールジョイント）までしっかり上げ、上げたときにふくらはぎの下のほうにあるヒラメ筋に意識が集中するように。つま先立ちの回数は、10回くらいまで増やしてもいいです。

腸腰筋のトレーニング

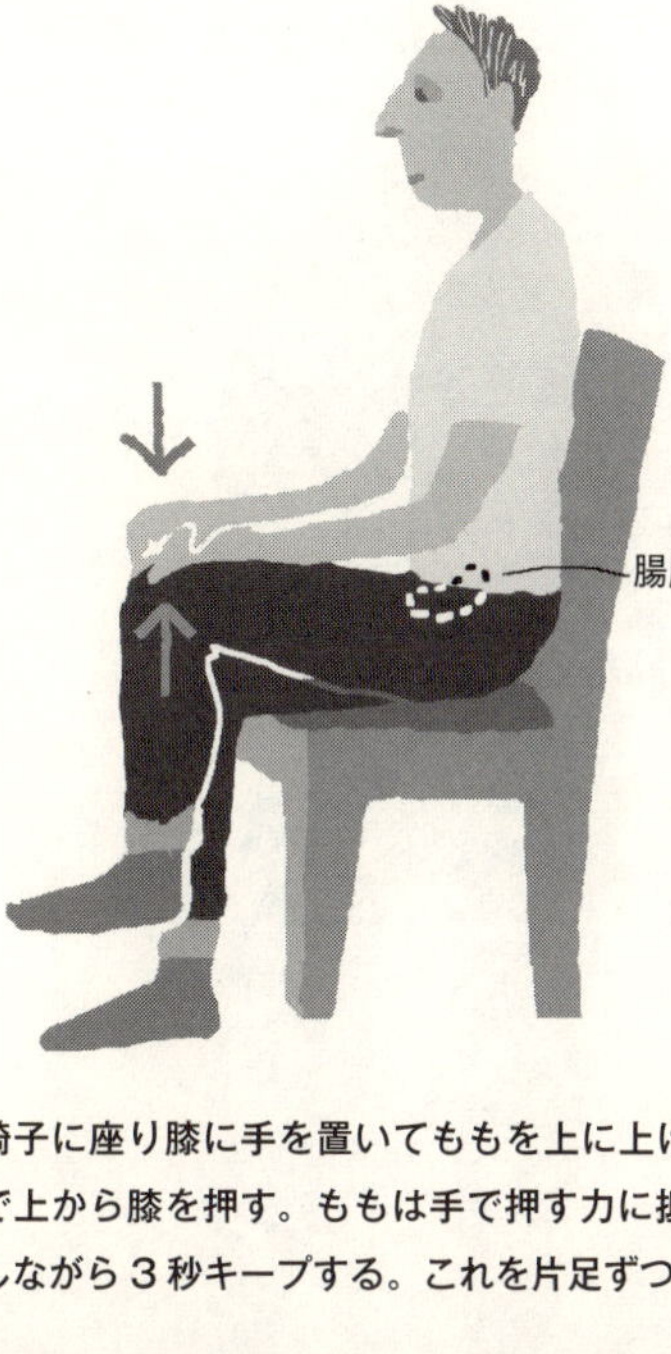

椅子に座り膝に手を置いてももを上に上げながら、片手で上から膝を押す。ももは手で押す力に抵抗するようにしながら３秒キープする。これを片足ずつ５回繰り返す

腸腰筋に意識を集中させ、手で押す力とももを上げる力はどちらも強すぎないように同程度の力をかけます。

胸筋

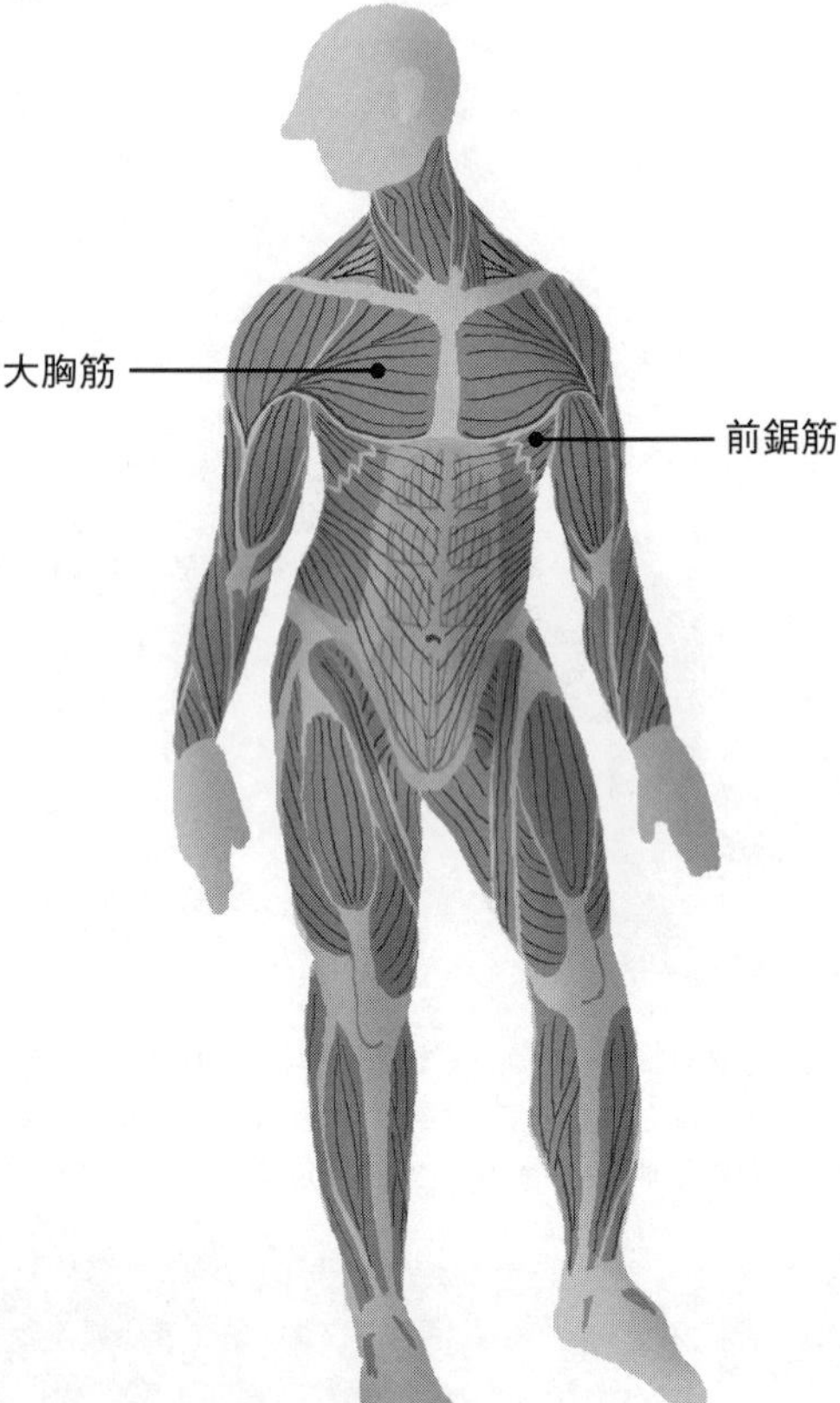

胸筋が低下していく原因

胸筋の主なものは、胸の前面の「大胸筋《だいきょうきん》」とわきの下の「前鋸筋《ぜんきょきん》」です。大胸筋は乳房の土台になり胸の形をつくる筋肉で、物を押すときに使われ、身体のなかで三番目に大きい筋肉です。前鋸筋は、肩甲骨《けんこうこつ》を胸郭《きょうかく》（肋骨《ろっこつ》）に固定する筋肉です。

これらの胸筋は家事や軽い肉体労働、普段の生活動作でもよく使われますが、その際に、ほとんどが縮んだ状態で使われているのです。

だから、胸の筋肉はマメに動く人でも年齢とともにどんどん縮んで弱くなるのです。テニスや野球などのスポーツをしている人や、スポーツジムでベンチプレスやチェストプレスといったマシーントレーニングでも続けていない限り、大胸筋も前鋸筋も縮む一方で、年々弱くなっていくと認識しておき、胸筋のトレーニングをすることが大切です。

低下すると起きやすい症状

「肩こり」

胸周辺の筋肉は肩こりや首のこりと関係のある筋肉で、加齢とともに肩がこるようになる現象は、この大胸筋が弱って背中が丸くなった影響も大きいでしょう。中年になって肩周辺など体が硬くなったと意識するのは、腹筋と背筋の低下に加えて、大胸筋の縮みが影響しています。肩こり防止や解消にはまず、大胸筋からほぐしていきましょう。同じ姿勢を長く続けるなどして肩こりが起きそうなときは、大胸筋のトレーニングをその場でやっておくことが効果的。

「腕のむくみ、五十肩」

とくにわきの下の前鋸筋が加齢とともに縮んでくると、この筋肉が支えている肩甲骨をうまく支えきれなくなって、腕がむくんだり、五十肩の原因になります。

胸筋回復トレーニング

年々縮む胸筋対策として、大胸筋と前鋸筋のトレーニングを行ってください。

大胸筋のトレーニング

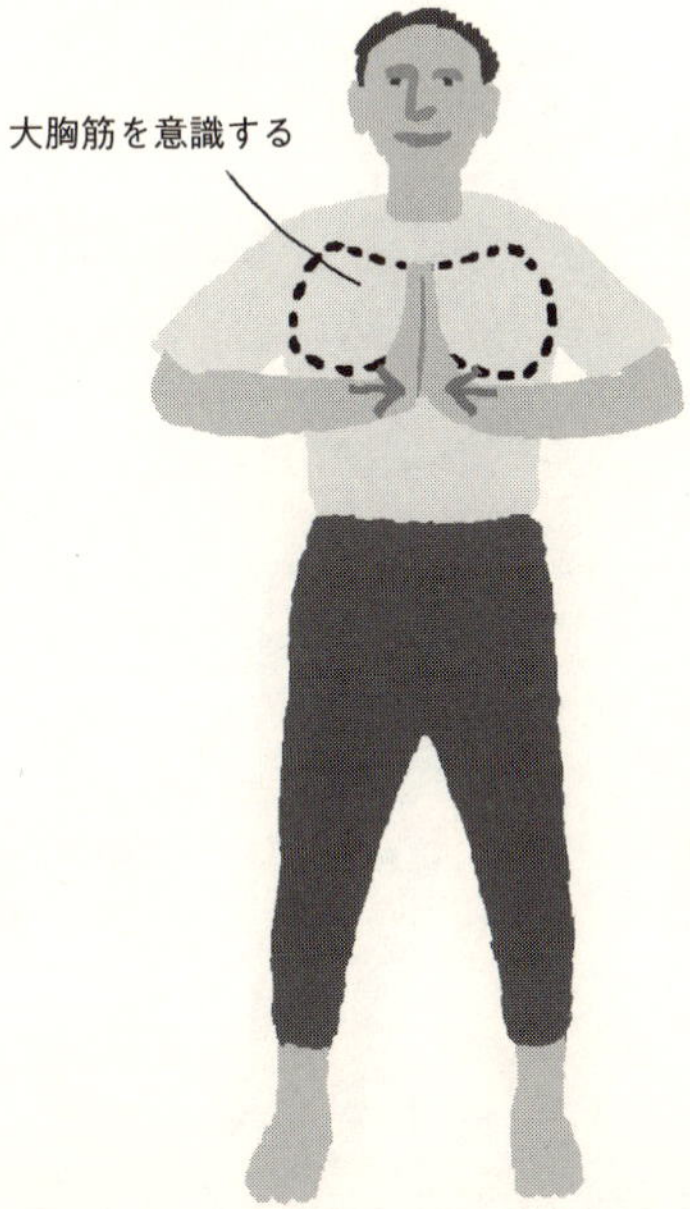

立った姿勢で、胸の前で手を合わせる合掌のポーズを５秒間キープして緩める。これを３回繰り返す

手や肩の筋肉に力を入れるのではなく、胸の前面を意識して力を入れます。

前鋸筋のトレーニング

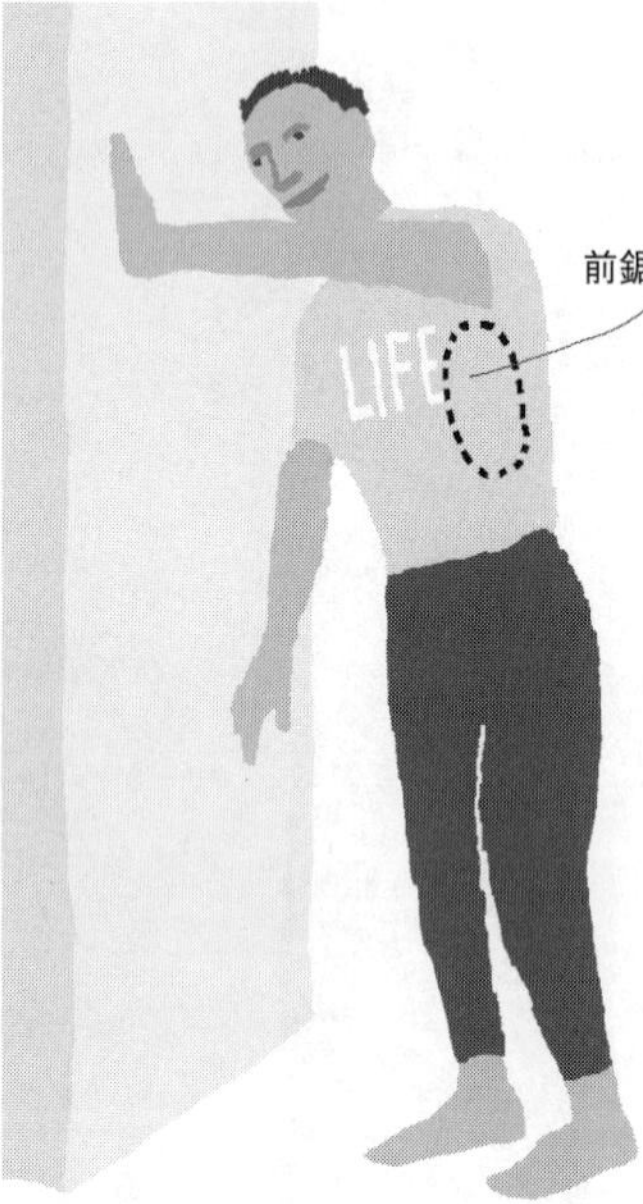

立った姿勢で壁に手をつき、わきの下に力を入れて、背中で押し出す感じを３秒間キープして緩める。これを３回繰り返す

壁についた手に力を入れるのではなく、背中を外に押し出すように力を入れて、背中が自然に丸くなるように。

肩腕部周辺の筋肉

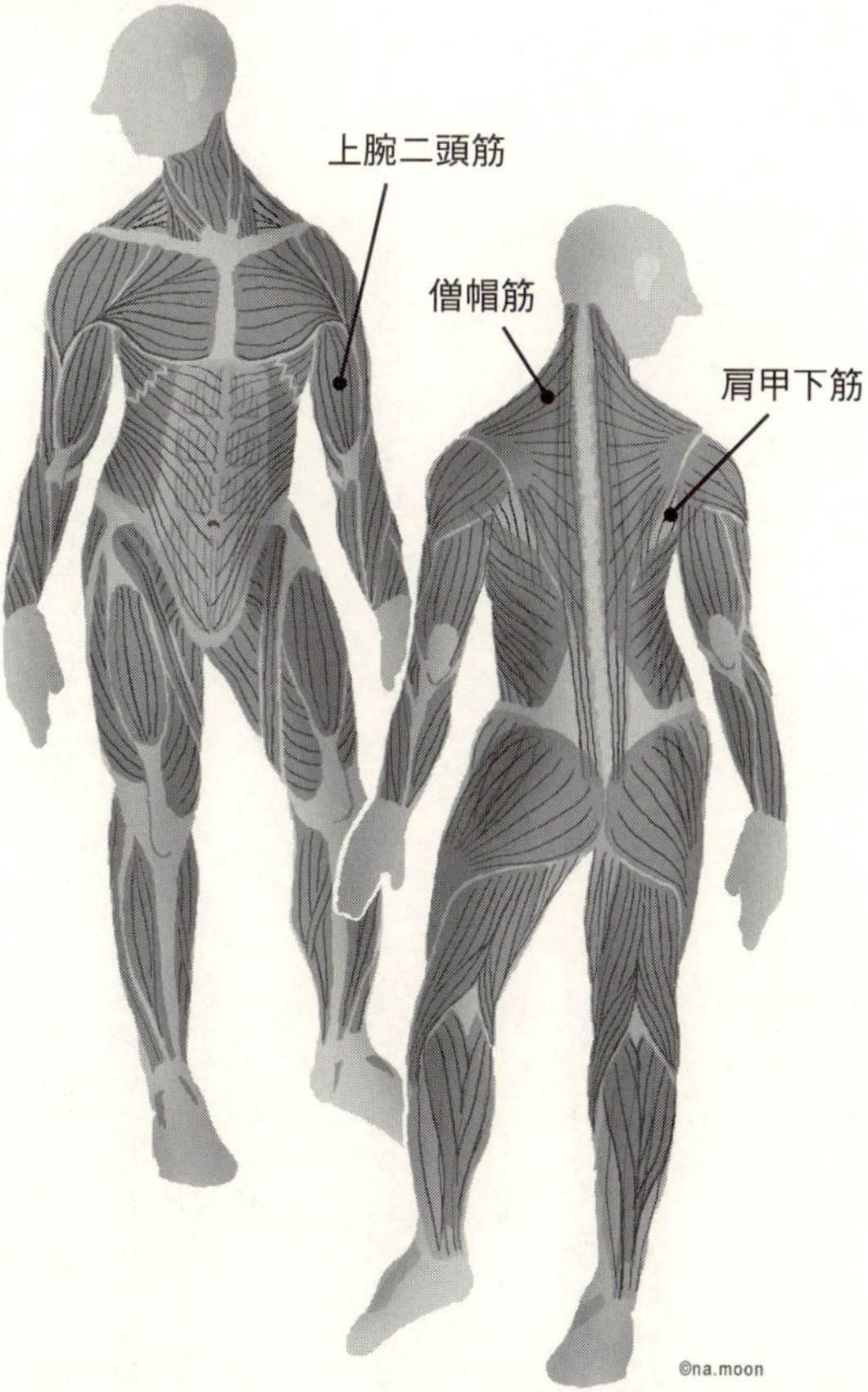

肩腕部周辺の筋肉が低下していく原因

肩腕部《けんわんぶ》周辺の筋肉の「上腕二頭筋《じょうわんにとうきん》」は腕に力こぶをつくる筋肉で、肘を曲げるときはこの筋肉が縮みます。肘を伸ばすときは、この筋肉の裏側にある上腕三頭筋が縮みます。「僧帽筋《そうぼうきん》」は首から背中にかけて広がっているひし型の大きな筋肉で、「肩甲下筋《けんこうかきん》」は肩関節や肩甲骨と、腕の骨の関節を固定するために働きます。

これらの肩腕部の筋力低下の原因は、肩こりを起こす姿勢と密接に関係します。

肩こりは精神的なストレスや冷えなどからくる血流障害、視力の低下やメガネの不具合などの影響もありますが、姿勢の影響が大きいでしょう。座ったときや立った姿勢で、やや首を下に向けた〝うつ向き加減〟の姿勢を長く続けたときに肩こりが発生します。

とくにうつ向き加減の姿勢では、頭の位置が本来の位置より前方にいくので、後ろ側で頭・首を支えるようについている僧帽筋には負担がかかり、僧帽筋が萎《な》えていきます。加えて、肩甲骨の位置も前方に移動し、肩甲骨を支えている胸の筋肉の前鋸筋《ぜんきょきん》や、肩の筋肉の肩甲下筋が働きにくい状態になります。こうなると、上腕二頭筋や上腕三頭筋に負担がかかります。このように、肩こりがあると肩腕部の筋肉が連鎖的に衰えていくわけです。そして、肩腕部の筋力が落ちると肩こりが起きやすくなるという悪循環に陥ります。

さらに体型でいうと、肩のない、いわゆる「なで肩」の人は、今度は肩の位置が必要以上に前方に出るので、肩についている筋肉の上腕二頭筋に必要以上に負担がかかり、上腕二頭筋が衰えていくでしょう。

低下すると起きやすい症状

「四十肩、五十肩」

四十肩、五十肩はその名のとおり、40代50代の年代に発症が多い関節周囲炎です。これは肩甲下筋が弱ることに最も関係します。肩甲下筋はわきの下から触ることもできますが普段はあまり意識しない筋肉。

上腕筋と肩甲骨の間にある筋肉の腱《けん》に炎症が起き、腱が腫れて、骨と骨にはさまれ、「腕が上がらない」「腕が後ろにいかない」の四十肩、五十肩になるのです。四十肩、五十肩は40代を過ぎた人の全員がなるものではありません。肩甲下筋に筋力をつけて予防しましょう。

「二の腕のぜい肉」

二の腕や背中にたっぷりとぜい肉がつくのは、ふだんからラジオ体操やストレッチなどをする習慣がないなど、手を頭の上に高く上げる機会の少ない人。二の腕のぜい肉は、肩腕部の筋肉の使い方が少ない証拠だと思ってください。

「肩こりに関連した頭痛や不眠」

肩腕部の筋肉の低下で肩こりが続くと、肩こりに伴う関連痛が出ます。肩から首にかけての筋肉の硬直で頭痛が始まり、首や肩の筋肉がこわばると不眠症になりやすいなど不快な症状を繰り返すことになります。

肩腕部周辺の筋肉回復トレーニング

　ボディービルダーなど特別に見た目の腕の筋肉をつけたい場合は別ですが、肩腕部にある、疲労して縮んでいる筋肉の上腕二頭筋、僧帽筋、肩甲下筋などは筋力トレーニングよりストレッチで伸ばすほうが向いています。生活動作のため肩関節の可動域を狭くしないためにも、ストレッチで周囲の筋肉に効果的な刺激を与えることが大切です。

上腕二頭筋のストレッチング

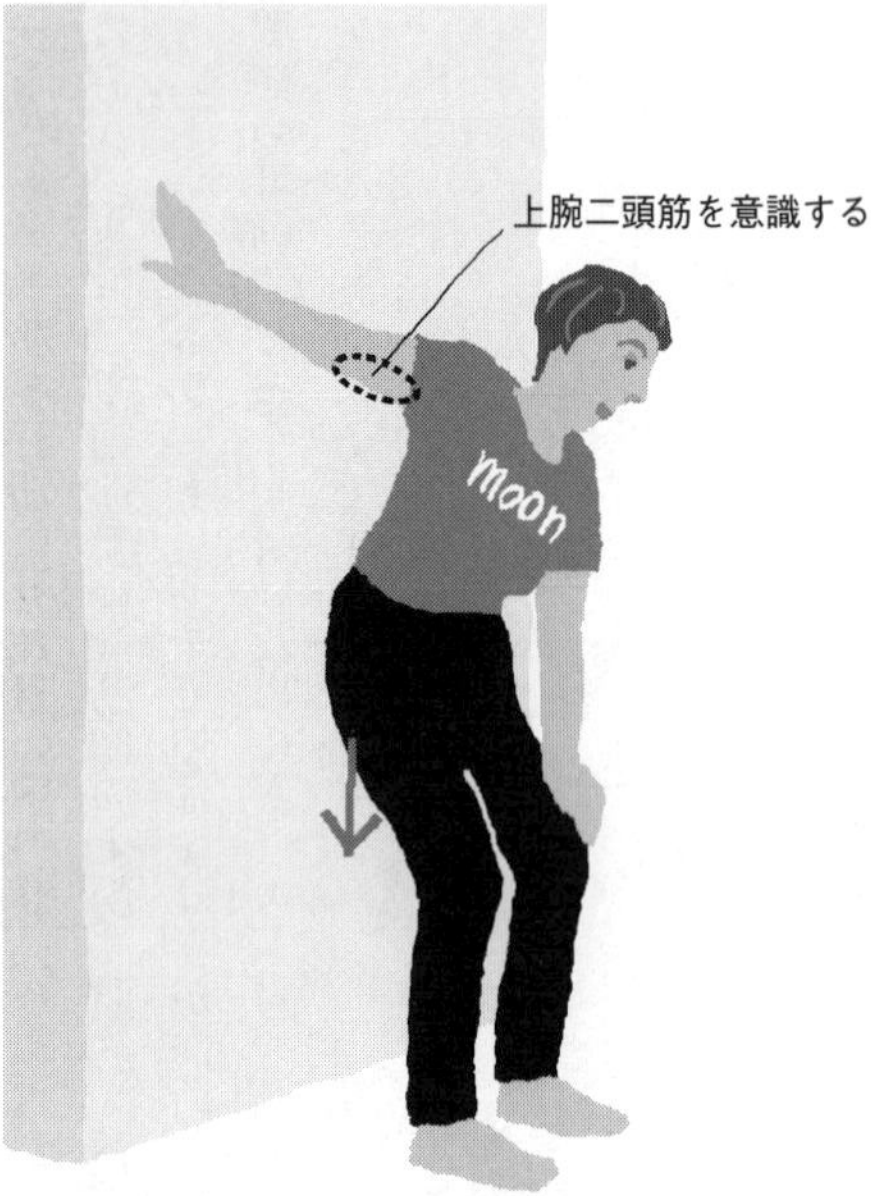

壁に背を向けて立ち、腕をできるだけ後ろに上げるようにして壁に手をつく。体重を下にかけるようにして30秒この姿勢をキープする。これを左右の手で1回ずつ行う

僧帽筋のストレッチング

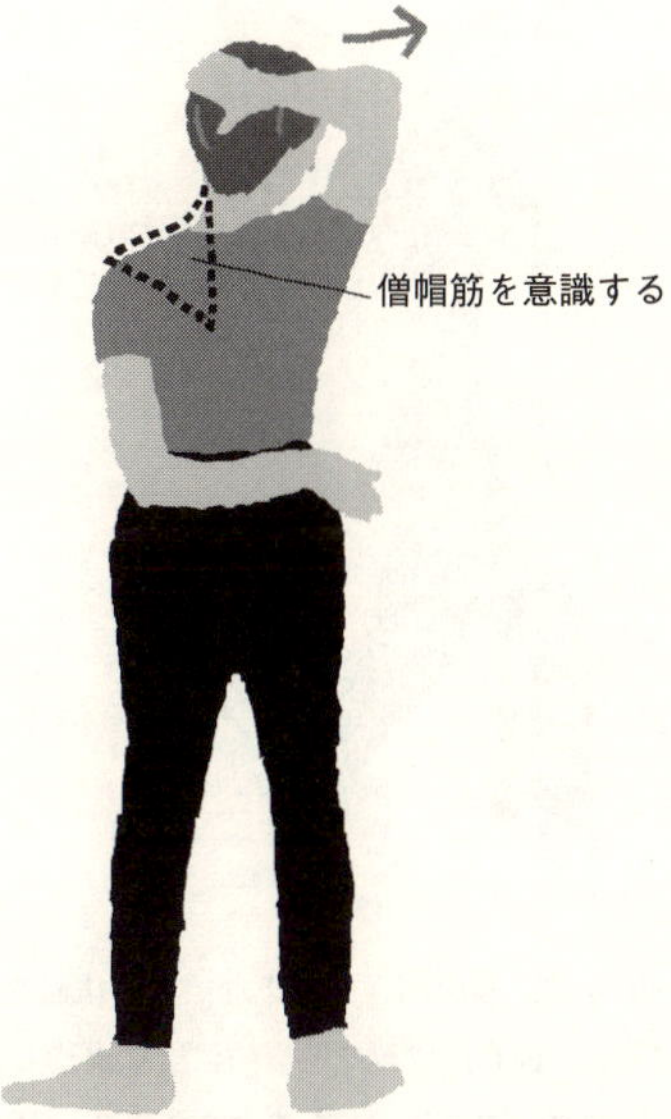

立った姿勢で肩幅に足を開き、手を後ろに回して腰に当て、もう一方の手は後頭部に回し、斜め前方に引くようにして30秒この姿勢をキープする。これを左右の手で1回ずつ行う

肩甲下筋のストレッチング

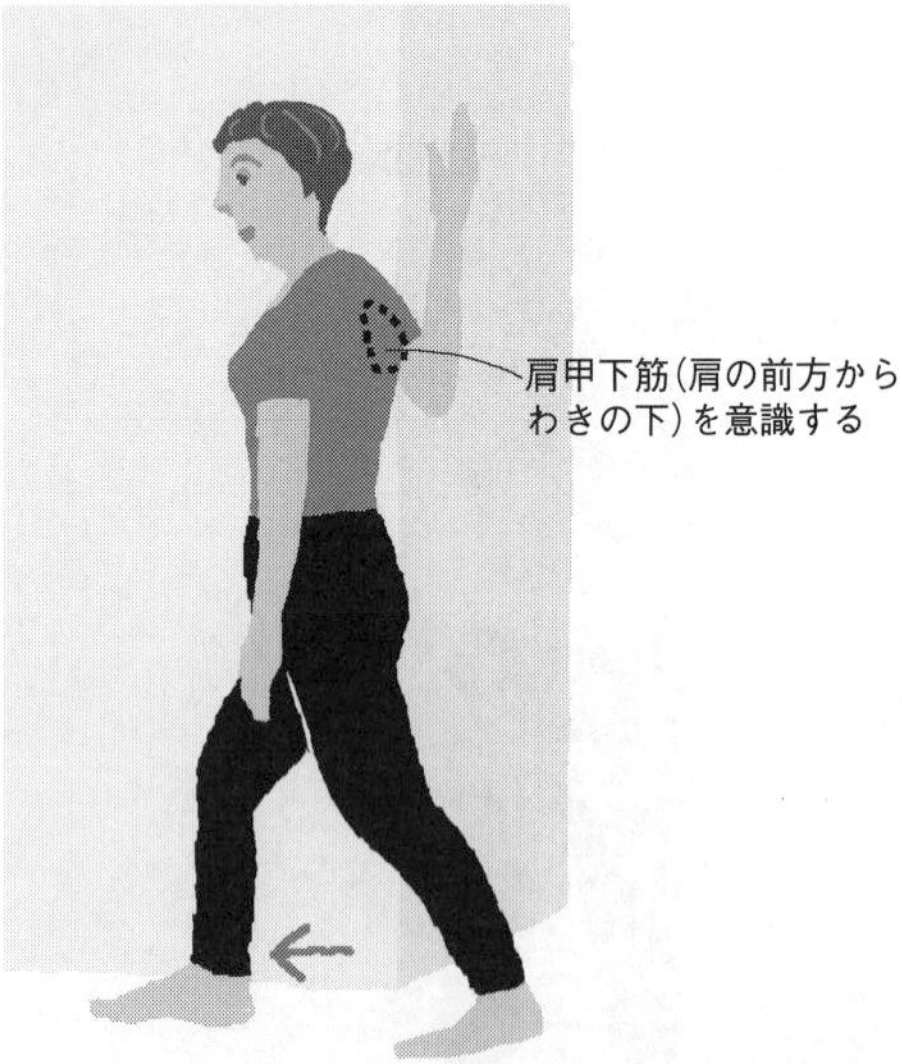

コーナーに立ち、肩の高さを越えないように肘を横に上げて壁に固定し、同じ側の足を一歩前に出すようにして、30秒この姿勢をキープする。これを左右の手で1回ずつ行う

気持よく身体を伸ばし、反動をつけない、呼吸を止めずに自然に痛みのない範囲で20秒から30秒間程度同じ姿勢を保持するのがポイント。

第4章

腰痛・膝痛の再発予防トレーニング

中高年になるとなにかにつけ出るようになる腰痛と膝痛。
予防には、姿勢を支える腰周辺の筋肉や、
歩行にかかわる脚筋などの筋力の低下に
早めに気づくことです。
気づいたら、トレーニングや歩き方などで
筋力低下を改善していけば、
腰痛や膝痛の予防が可能です。
今のうちに、腰痛や膝痛のない筋力づくりをしておくことは
転倒などのケガを防いで、
将来的に寝たきりにならない未来をつくります。

腰痛予防の筋肉習慣

楽をしても腰痛になる‼

整形外科の患者数第1位が腰痛です。とりわけ中高年世代では、頻繁に腰が痛くなり、何年かに一度、ギックリ腰（突発性腰痛）などを繰り返す〝腰痛持ち〟も増えます。

腰痛持ちの方は、いつものように腰痛が起きたときを思い出してみてください。腰痛は身体を楽にしていれば自然と消えるものから、日常生活に支障をきたすものまでさまざまですが、程度はどうであれ、腰が痛いというだけである種の不安感が広がります。

身体のどこでも痛みがあるのは不安なものですが、腰痛の場合は、時間の経過とともに深刻さが増す特徴があるようで、「腰が痛くなってくると、だんだんと気分が暗くなる」と訴える患者さんも少なくありません。

なぜなら、腰が痛いと、痛みが腰だけで終わらないからです。腰の痛みから首のほうまで鈍痛が広がり、歩行や座位のたびに脚が痛み、腕を動かすのも大変という状態に。腰は身体の要《かなめ》ですから、その腰が痛むと全身の機能に障害を意識するようになって、このまま体が動かせなくなるのでは……と不安が募っていくわけです。

腰部には自律神経の束が通っていて、腰痛が精神作用にも関係する自律神経を不安定にし、その結果、腰が痛いと不安感が強くなる人もいるという説もあります。

そんな不安な痛みである腰痛には日頃の運動不足が大きく関係しますが、実は、生活のわずかな変化による運動量の減少が腰痛のきっかけになることがあるのです。ジョギングやラジオ体操などの運動らしい運動をしなくなったというのではなく、もっと些細《ささい》なことです。気づかない程度の生活運動量の減少が、腰痛の原因になることが多いのです。

実は私も30歳のときに一度、引越しをした後に、急性の腰痛症であるギックリ腰になったことがあります。ギックリ腰は、何かの拍子に腰に無理な力が加わり椎間板や靭帯《じんたい》、筋肉が障害を受けて起きる激痛です。といっても、引越しの荷物運びでギックリ腰になったわけではありません。

それまでは病院へは電車を乗り継いでの通勤でしたが、そんな通勤手段が病院の近くへ転居したことでバス通勤に変わり、ギックリ腰になったのは引越しを終え、バス通勤に変わったちょうど1ヵ月目でした。

以前は、自宅から駅まで歩き、乗り継ぎのために駅内の長いコンコースを歩き、駅から病院までを歩く、そんな往復がありました。また、駅内ではエスカレーターを使わずに階段を利用していました。

そんな通勤がなくなったことで、自分でも気づかないうちに筋力が低下して腰痛になったわけです。自分の腰の異変に気づいてから例の腰痛独特の不安が強くなるなか、私は1週間後にはギックリ腰になってしまいました。

ご存じのように、ギックリ腰の直後には焦らずに安静にしているのがいちばんなので、そのまま2日ほど自宅で寝たままにして、なんとか起き上がれるまでになりました。

ここで1つ注意したいのが、腰痛ではすべてが安静を維持すべきではないということです。安静にすると痛みが起きず、動くと痛むのはギックリ腰などの「運動痛」で心配ありません。ところが、安静にしても動いていても痛みが変わらない場合もあって、腰以外の背骨の病気や内臓に関係する疾患が考えられます。この場合はむやみに安静を続けるのはかえって危険で、病院で早めに受診する必要があるわけです。

再び、話を私のギックリ腰に戻します。安静にしてギックリ腰が治まった後は、予防として腰痛の筋力トレーニングを毎日行いました。また、休日は背筋や腹筋の筋力トレーニングを心がけるようにし、半年ほどで〝腰痛が起きにくい腰〟に戻すことができたのです。

一般的に、腰痛は無理をしたために起きる印象が圧倒的ですが、このように、環境の変化でそれまで使っていた筋肉を使わなくなったことが筋力を低下させ、その結果、腰痛になります。

実は気づいていないだけで、腰痛の最初はこうした環境の変化による運動量の低下、言い換えれば楽をしたことが原因で筋力を低下させることから始まります。そして、楽をして筋力低下した筋肉に無理が重なれば、次第に腰痛が慢性化していくのです。これが現代の腰痛、とりわけ中高年の腰痛の典型的なパターンかもしれません。

ほとんどが「筋々膜性の腰痛」か「姿勢性の腰痛」

腰痛の大半は、検査を受けても特に問題は指摘されず、骨にもどこにも器質的な異常がないもの。〝異常がないのに、痛みだけは取れない腰痛〟です。このような腰痛のことを、整形外科の分野では「筋々膜性《きんきんまくせい》の腰痛」と呼んでいます。

「筋々膜性の腰痛」は、腰周りの筋肉がアンバランスになったり、腰周りの筋肉が縮みっぱなしのところに、長時間の座りっぱなしなどの運動不足が加わって発生しやすくなります。腰周りの筋肉のアンバランスと、緊張したままの筋肉状態のため、背筋などに必要以上のストレスが加わり、背筋周囲の筋膜が炎症を起こし痛みが出ます。

また虚弱な現代人では、立っているだけで腰が痛くなる例も珍しくありません。こうした腰痛は「姿勢性《しせいせい》の腰痛」と呼ばれ、男性より女性にこのタイプの腰痛が比較的多く発生します。

例えば、お子さんの学校の授業参観などで、2時間くらい立ちっぱなしだと決まってその夜に腰が痛くなるというお母さんなどは姿勢性の腰痛です。姿勢性の腰痛は、背筋などの低下で姿勢自体が保持できなくなったところに、股関《こかん》節《せつ》の筋肉の腸腰筋《ちょうようきん》にストレスが集中して、疲労したことにより痛みが起きます。

これら、筋々膜性の腰痛と姿勢性の腰痛のきっかけは、無理な身体動作での衝撃ではなく、運動不足や長時間の座りっぱなしによる炎症ですから、安静にさえしていれば、時間の経過とともに痛みは治まってくるでしょう。

しかし、痛みが消えたから治ったということではありません。腰周りの筋力のアンバランスや筋肉の収縮が改善されないままだと、再びちょっとしたストレスで再発してしまい、病気ではない腰痛を繰り返すことになります。

腰痛が起きる身体メカニズム

腰の部分には、背骨の中で最も大きい腰椎《ようつい》と呼ばれる骨が5つあります。骨盤につながって上体を支える腰周辺は、こうした背骨と筋肉以外にはないので、腰を支える背筋、腹筋、臀筋など筋肉の動きと働きが重要です。これらの筋肉の低下が腰痛を呼び寄せます。

腰の骨の腰椎は椎体《ついたい》と呼ばれる丸い部分に椎丘《ついきゅう》がつき、椎丘の間を脊髄《せきずい》が通っています。腰椎の椎体と椎体をつなぐようにしているのが椎間板《ついかんばん》で、椎丘には、肋骨突起《ろっこつとっき》と棘突起《きょくとっき》という背骨の出っ張りがつきます。

この腰椎である背骨の出っ張り部分に、脊柱起立筋群《せきちゅうきりつきんぐん》などの背筋がついています。背筋全体では背骨を伸ばす方向に働きますが、単独だとそれぞれの背筋は片側だけに収縮してねじる方向に働くので、姿勢が悪いと背筋全体が伸びなくなります。その結果、個々の背筋が本来とは違うねじり方になり、背筋に負担がかかって腰痛の原因になるのです。

その背筋の反対の働きをするのが腹筋で、腹筋にも身体の前面にある腹直筋《ふくちょくきん》、身体をねじることに働く腹斜筋《ふくしゃきん》、これらをサポートする腹横筋《ふくおうきん》があります。背筋の場合は姿勢が悪くても歩いていれば使われますが、腹筋は姿勢を正さなければ、たとえ歩いてもほとんど使われていないことになります。使わない筋

腰椎の断面図

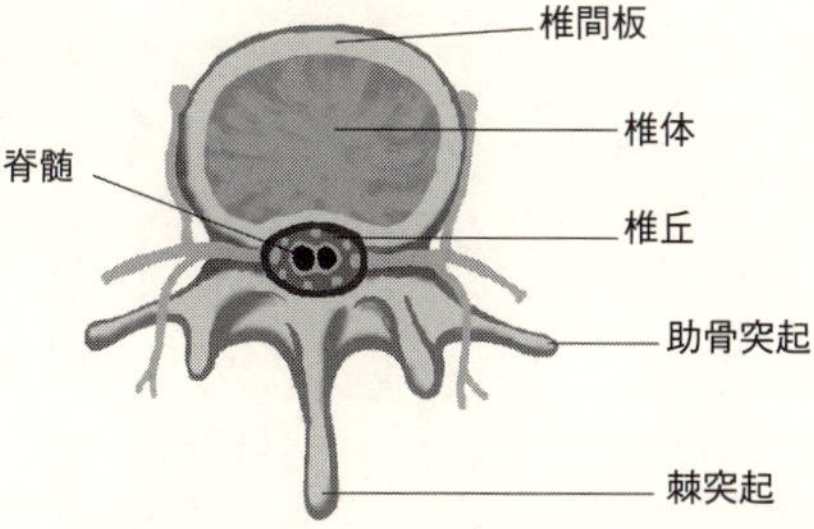

肉は筋力が低下するので、主に立ち方が悪い、歩き方が悪いことなどの日常動作が腹筋を弱めて腰痛の原因になります。

腰以外にも骨盤につく筋肉も直接または間接的に腰痛の原因となります。例えば、大臀筋《だいでんきん》は立ち上がりや身体を起こしてくるときなどに、骨盤を引き寄せるようにして後傾させてきます。大臀筋が運動不足で弱くなってくると、骨盤が前傾、腰椎の前彎《ぜんわん》が強くなり、腰痛を引き起こしやすくなるでしょう。股関《こかん》節《せつ》の筋肉である腸腰筋《ちょうようきん》のアンバランスも、腰痛を引き起こします。

腰痛予防には、以上の腹筋、背筋、臀筋をしっかりつけておくとともに、これらの筋肉や股関節に柔軟性をつけておく必要があります。感覚的には、腰にいつでもこれらの筋肉の〝自前のコルセット〟を持っているのが理想です。

慢性腰痛を予防する筋力トレーニング

筋々膜性《きんきんまくせい》の腰痛や姿勢性《しせいせい》の腰痛といった慢性腰痛では、腰周辺の筋力の低下が根本原因ですから、筋力トレーニングで筋力を獲得することが改善になります。慢性腰痛予防の筋力トレーニングは、腰周辺の筋肉のなかから「大臀筋《だいでんきん》」「腹直筋《ふくちょくきん》」「脊柱起立筋《せきちゅうきりつきん》」を使うトレーニングです。

筋力トレーニング以外でも、筋々膜性の腰痛を繰り返している人には立った姿勢が悪い人が多く、正しい立ち方を実行しただけでも、腰周りの筋肉のアンバランスが調整されて腰痛が改善していく場合があります。

一方の姿勢性の腰痛を繰り返している人には、足の裏が平たくて土踏まずがほとんどない扁平足《へんぺいそく》の人が多いのです。

そのため、靴の選び方次第でも腰痛を予防することができます。自分の足の幅に合ったもので、紐などで甲をしっかり押さえる靴を選びましょう。場合によっては、靴を自分の足によりフィットさせるために、「中敷き」を使うことも必要です。靴の中敷きについては、２１７ページに選び方などの解説がありますので、参考にしてください。

腰が痛くない日のほうが少ないなど慢性的な腰痛のある人は、腰部を冷やしたり、腰部をきつい下着やズボンで締めつけている状態が続いているのかもしれません。そうしたことで血行が悪くなり、慢性化を助長させるので注意してください。

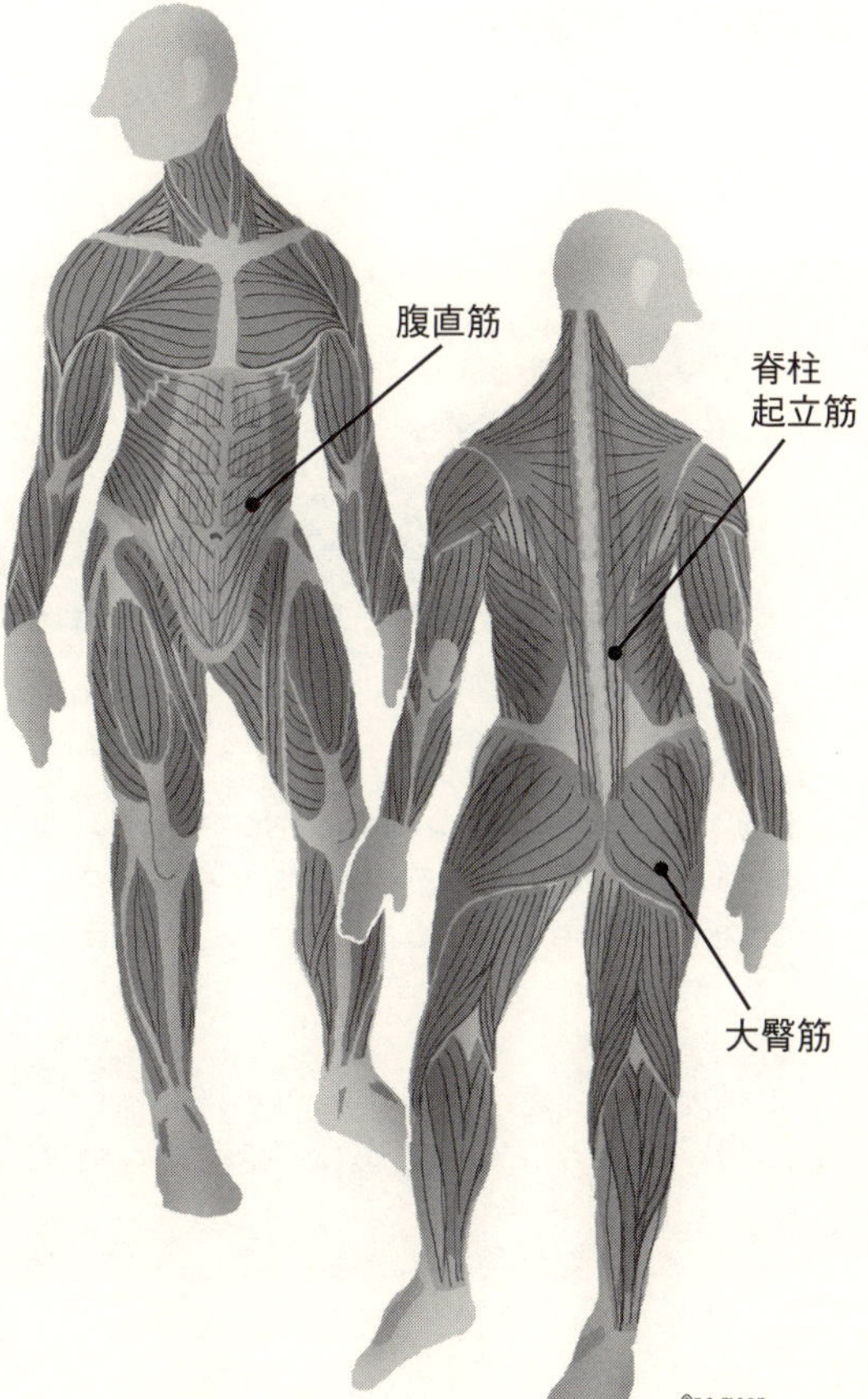
腹直筋
脊柱
起立筋
大臀筋
©na.moon

❶大臀筋のトレーニング

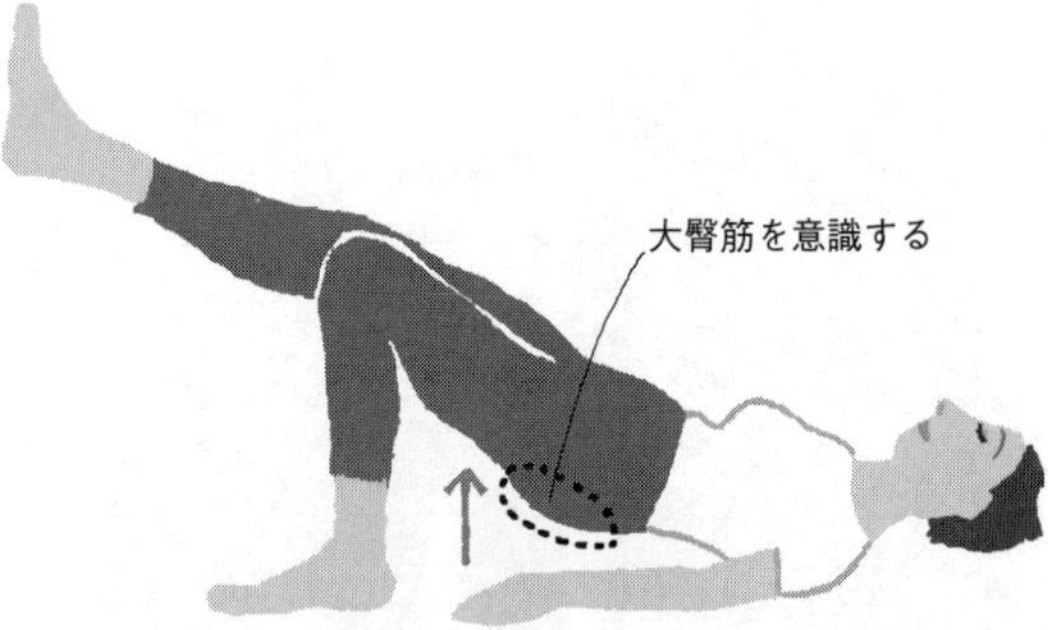

仰向けに寝て片足は床につけ、もう片足は膝を伸ばしてまっすぐ上げたまま、お尻を持ち上げて３秒キープする。これを３回、左右の足で行う

お尻を持ち上げるときは足や背中の力で持ち上げるのではなく、あくまでも大臀筋に力が入ってお尻が持ち上がるように。

❷腹直筋のトレーニング

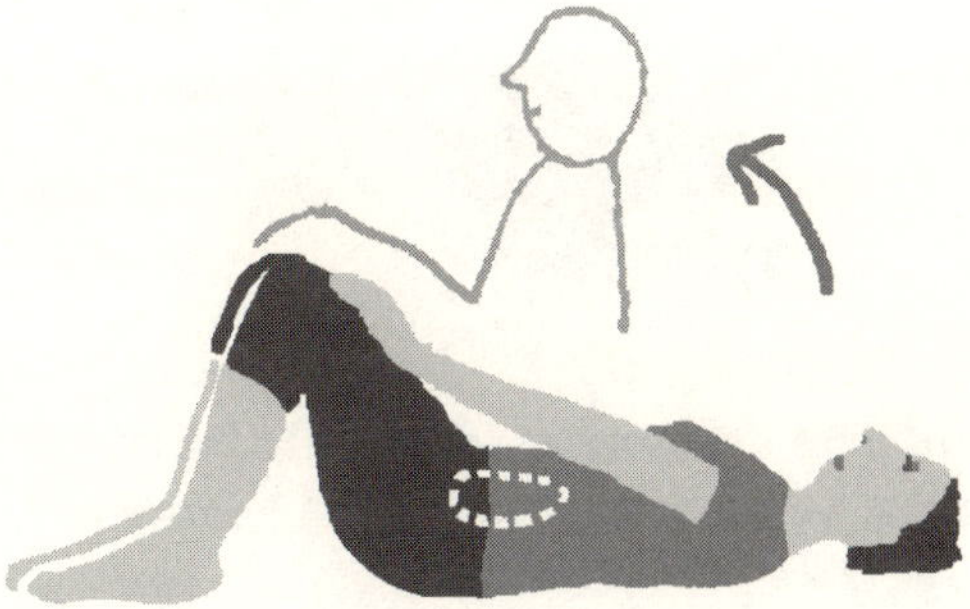

仰向けに寝て両膝を立て、両手を膝頭に当てて起き上がれるところまでゆっくり起き上がる。これを５回繰り返す

必ず膝を曲げて行い、上体は完全に起こす必要がなく、起き上がれるところまでです。起き上がるときに腹直筋に意識を集中しましょう。

❸脊柱起立筋のトレーニング

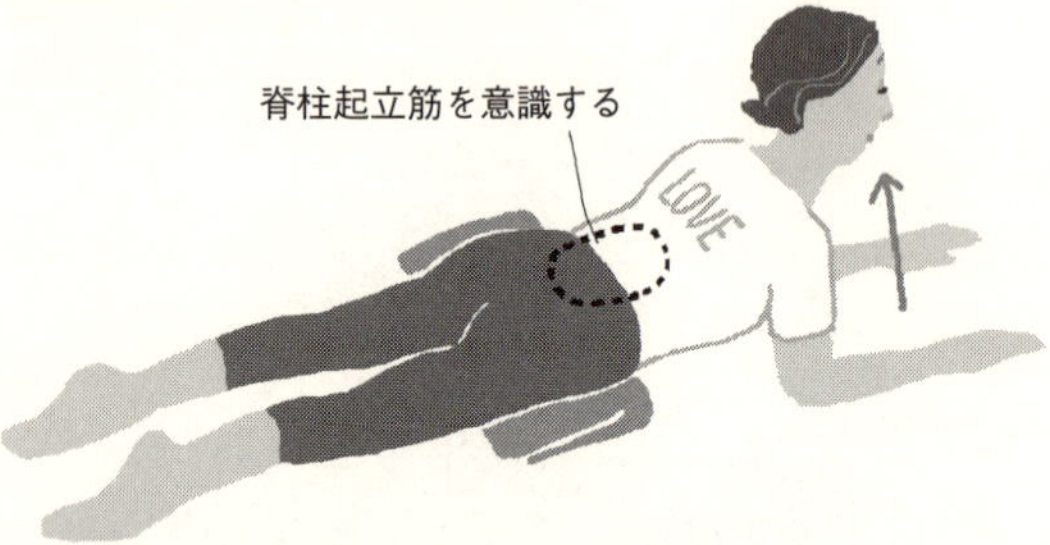

うつ伏せに寝て腕を前に出し、へそから骨盤にかけての位置に薄めの座布団を敷き、ゆっくりと腕で上体を押し上げる。これを５回繰り返す

上体を起こすときに脊柱起立筋に力を入れながら、伸ばしていくように意識します。この筋肉トレーニングでも腰部への負担が心配なので、おへその下から骨盤を覆うように２つ折りにした座布団を敷いてフォローします。最初は５回くらいから始めて慣れてきたら回数を増やしていきますが、慣れてきても下に敷く座布団は外さずに。

- 痛みが強いときは、無理にトレーニングを行わないでください。
- 「１、２、３」の順に全部行うのがベストですが、「ギックリ腰」を頻繁に起こしている人が予防のために行う場合は、「１、２」だけのトレーニングメニューにしてください。
- 姿勢性の腰痛が頻繁に起きている人は上記のトレーニングに、脚筋の内転筋のトレーニング（103ページ参照）や腸腰筋の筋力トレーニング（107ページ参照）も加えましょう。

実例　筋々膜性の腰痛（48歳男性の場合）

48歳の男性の患者さんは、40代になった頃から筋々膜性《きんきんまくせい》の腰痛を始終、繰り返していました。腰周りの筋肉がアンバランスになったり、長時間の座りっぱなしが原因で起きる異常のない腰痛です。

検査をしてもやはり異常がないので、マッサージや整体に通いながらなんとか凌《しの》いできたようですが、腰痛を起こす頻度が増えたので当院に来院しました。

この男性の立ったときの姿勢は、ねこ背ではないのですが、骨盤が前に突き出した悪い姿勢でした。また上半身を後ろに反らしたときに腰が痛むらしいのですが、こうした痛みも姿勢が悪いために背筋全体や、お尻の筋肉の大臀筋が弱っているためです。

大臀筋を意識して肛門を締めて立つ、胸を反らして立たないなどの「正しい立ち方」と、この慢性腰痛予防の筋力トレーニングを指導し、車が中心でほとんど歩かない日常生活も改めてもらいました。また痛みがひどいときは病院で理学療法の干渉低周波などの治療を併用して、2ヵ月後には腰痛が解消しました。

腰痛を悪化させない日常動作

腰痛が起きているときには、長時間の立ちっぱなしは避けるべきです。腰痛を悪化させることになります。

椅子に長く座る場合は、時々足を組んだり、座って30分が経過したら一度腰の緊張をほぐしましょう。立ち上がって椅子から離れて歩いてみたり、背筋をピンと伸ばしてみるようにします。

腰痛があるときは正座も避けたいのですが、法事や会食でどうしても正座をしなくてはならない場合には、「お尻とふくらはぎの間に座布団をはさんで正座をする」と、正座による腰への負担が軽減されます。

また外出ではショルダーバッグは避け、荷物はできるだけ両手に分けて持つようにします。両側に分散して持つと、同じ重さの荷物を片側で持つよりも背筋の収縮が少ないので3分の1の負荷ですみます。

さらに、腰をきちんと落として物を持ち上げると、中腰のまま持ち上げるのに比べ、腰椎の周囲にかかる負担が2分の1ですむのです。普段から、重いものを持ち上げるときは必ず腰を落とし、膝の屈伸を利用して持ち上げるようにしてください。

ギックリ腰が起きた後は、膝の下にクッションなどを置いて仰向けに寝るか、膝を曲げて横向きに寝ると痛みが軽減するでしょう。痛みが激しい間は安静にし、痛みが治まったら医師の診察を受けるようにします。

中高年に多い「病気が関係する腰痛」

病気が関係する腰痛の場合は、整形外科での正しい診断と治療が先決です。そして治療終了後からは、痛みの予防や痛みのコントロールのために筋力トレーニングが必要になります。

「椎間板ヘルニア」「坐骨神経痛」

昔も今も最も有名な腰痛の病気は、椎間板《ついかんばん》ヘルニアです。腰椎《ようつい》の椎体《ついたい》と椎体を結ぶ構造物の髄核《ずいかく》が飛び出したもので、症状には、坐骨神経痛と呼ばれる坐骨あたりから脚の後ろ側のしびれと痛みがあります。この椎間板ヘルニアから坐骨神経痛になることが多いでしょう。

ヘルニアが重症の場合には膀胱《ぼうこう》や直腸にも障害がおよび、極端な場合にはおしっこができなくなって死に至る場合もあるので、このような場合には緊急の手術が必要ですが、ちょっとした痛みやしびれがある程度では手術までいきません。ヘルニア、坐骨神経痛ともにブロック注射や薬などで急性の症状が落ち着いてきたら、前記の「慢性腰痛を予防する筋力トレーニング」などの運動を行って、痛みをコントロールします。

「変形性脊椎症」

変形性脊椎症《へんけいせいせきついしょう》は、背骨全体がものすごく変形してしまうようなイメージがありますが、実際に変形が起きる場所は背骨を構成するどれか1つの骨で、背骨全体が変形することは稀《まれ》です。

椎間板が弾力性を失い、背骨の大半を占める椎体と呼ばれる部分にストレスが集中することで変形し、骨の棘が飛び出して腰に痛みを発生させるもので、変形性脊椎症はとくに中高年の男性に多い腰の病気です。変形が進んだ場合は手術が必要ですが、初期の段階では、前記の「慢性腰痛を予防する筋力トレーニング」や、腰痛体操などのストレッチングでの対応が可能です。また、杖《つえ》など歩行を補助するものを使って歩行能力を回復しておけば、背骨の変形が進行しません。

「梨状筋症候群」

腰痛と坐骨神経痛は切っても切れない関係ですが、腰痛と関係なしに起こる坐骨神経痛もあるのです。それが梨状筋症候群《りじょうきんしょうこうぐん》で、坐骨神経の通り道を横切るようにして働いている梨状筋が疲労するなどして、硬く腫《は》れ上がり坐骨神経を圧迫することで起こる痛みです。

梨状筋は、足を外側にひねる外旋という動きを担っていて、お尻の筋肉の大臀筋が働けなかったり、弱くなったりすると、大臀筋の代わりに骨盤を前に押し出す働きをするようになります。梨状筋症候群になると、腰のねじりが大きい歩き方になり、〝肩で風を切って歩く〟といった感じになるので、すぐわかります。この梨状筋症候群の経験者は、「慢性腰痛を予防する筋力トレーニング」のなかでも、大臀筋のトレーニングを中心に行って予防してください。

膝痛解消の筋肉習慣

脚筋の低下から変形性膝関節症に

整形外科での膝の痛みで最も多い訴えが、「膝の内側が痛い」というものです。膝の内側が痛むことが多いのは、歩行の際に膝が伸びない状態で、膝を曲げたまま歩いていることが大きく影響しています。

さらに、中高年以降になってくると、大腿四頭筋《だいたいしとうきん》の内側の筋肉である内側広筋がやせて力が弱くなります。脚の内側の筋肉が弱くなると膝関節が不安定になり、膝痛の原因になるのです。

こうした膝の内側の痛みで中高年者に圧倒的なのが、膝の内側の軟骨が段階的にすり減っていく「変形性膝関節症《へんけいせいしつかんせつしょう》」です。変形性膝関節症は、「立ち上がり、階段の下り、歩き出しの際に痛い」と訴える膝痛です。変形性膝関節症を放置していると、坐骨神経痛を起こしやすくなります。

この変形性膝関節症はとくに50代、60代の女性に多いのですが、これについては女性の関節の構造が男性に比べて弱いことや、閉経とともに骨の新陳代謝を促していた卵胞ホルモンの分泌が減少し、骨が弱くなることが原因だと考えられます。

とにかく、中高年の膝痛というと、ほとんどはこの変形性膝関節症で、膝の痛みを訴えて整形外科を訪れる患者さんの9割が変形性膝関節症、残りの1割が一時的な膝の炎症や、半月板損傷や膝靭帯損傷《ひざじんたいそんしょう》などのスポーツ障害や事故などによる膝の損傷からくる痛みです。

中高年の膝痛

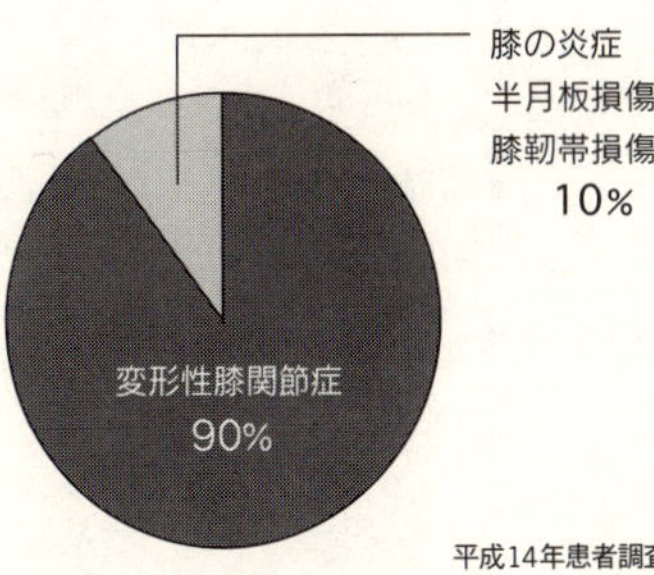

平成14年患者調査（厚生労働省）

半月板損傷や膝靭帯損傷は、スポーツ動作などで膝が通常以上に動いてしまったときなどに起こるものですが、若いときにスポーツで半月板損傷や膝靭帯損傷を起こした人は、このことが原因で変形性膝関節症に進行することもあります。

膝痛が起きる身体メカニズム

膝痛は、関節の1つの膝関節の痛みで、膝の関節痛に筋肉の低下が関係するのです。それにしても、全身にはたくさん関節があるのに、膝の関節だけがなぜこうも頻繁に痛むのでしょうか。少し専門的な話になりますが、膝の関節の構造からお話ししましょう。

膝関節は、左図のように大腿骨《だいたいこつ》と脛骨《けいこつ》と膝蓋骨《しつがいこつ》のつなぎ目の関節です。そして大腿骨の接触面が球状で、脛骨の接触面が平らなので特殊な動きによって膝の屈伸などもできるわけです。このように球と平面の構造のために、膝には平面と平面の関節に比べて負荷がかかりやすく、膝関節には体重の2倍の負荷がかかります。軽いジャンプでも跳び上がろうものなら、3倍の負荷がかかるわけです。

そもそも小さな面積に体重の負荷がかかりやすいという宿命を持っているから、膝の関節が痛みやすいわけです。

しかし仮にあなたが跳び上がっても、すぐさま全体重が膝に加わるわけではありません。膝には、膝の曲げ伸ばしに関係する筋肉や関節の内外からサポートする靭帯が働きます。また、関節の表面である軟骨も半月板などの構造が大腿骨と脛骨の凹凸を少なくして、結果的に衝撃を和らげているのです。

膝の解剖図

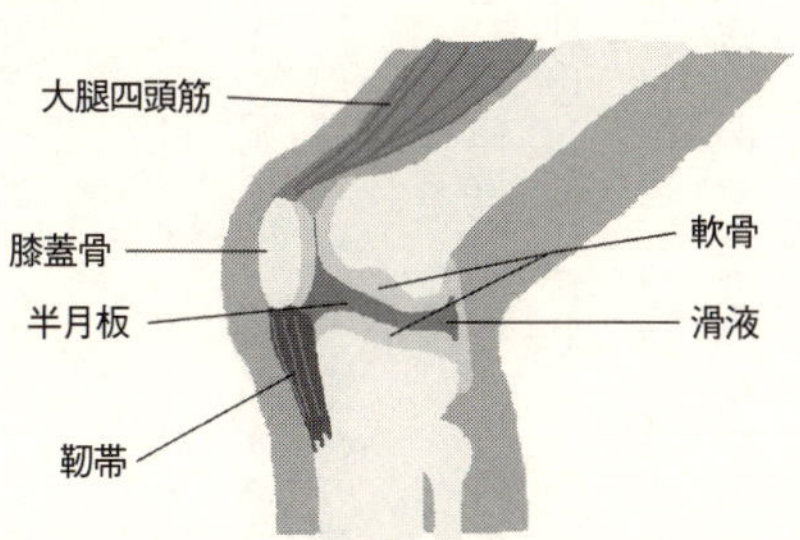

さらには、関節の表面には軟骨があり、この軟骨がツルツルしているので摩擦を和らげ、軟骨はまた新陳代謝が繰り返されているので、常にみずみずしいツルツルな状態が保てるようにできているのです。

膝にはこのようにもともとの保持能力が備わっているわけですが、それを邪魔するのが、加齢やストレスです。骨の新陳代謝が加齢で低下し、軟骨がストレスで変性して、軟骨がすり減ったり、膝の関節の周辺部に骨の棘が出たりするわけです。

ここでいう軟骨へのストレスとは、冷え、肥満、過去の靭帯損傷や骨折のケガ、O脚やX脚、運動や仕事での膝への負担による筋力低下などです。

そんな膝痛が進行してくると、軟骨が破壊されるときに酵素（プロテオグリカン）が出されます。この酵素が関節を覆う周りの膜を刺激したり、ほかの軟骨部分の変形を助長するという影響を与えたりします。骨膜の部分に炎症を起こして、滑液《かつえき》（脳や骨髄の表面を循環している透明な液体）が必要以上に生成されて、関節の中のスペースが滑液でパンパンになり、膝に水がたまってきます。このように進行して膝に水がたまると、膝がぷっくり腫れてきて立ち上がる時などに膝に力が入らなくなってしまい、生活に支障をきたします。

ところで、この膝にたまった水はたびたび抜くとまたたまる、といわれていますが、何度も水がたまるのは、「膝関節の炎症」という根本的な原因が解決されていないためで、水を抜くこと自体が影響しているわけではありません。

この際、正しく理解しておきましょう。

一般的な膝痛の変形性《へんけいせい》膝関節症《しつかんせつしょう》に対する整形外科の治療では、サポーターなどの装具、温湿布やレーザーなどの物理療法、消炎鎮痛剤や関節内注射などの薬物治療、日常生活の動作指導、ダイエット指導、ストレッチなどの指導といった保存療法が中心です。変形の程度や状態によって異なりますが、即座に手術ということは稀です。

変形性膝関節症を放置したままだと膝関節の変形が進み、脚の変形としてO脚が進行し、痛みの強さも増していきます。

変形性膝関節症の進行

	痛みの強さ	関節の変形	O脚の程度	膝に出る症状
初期	通常の生活ができるが、歩き出そうとすると、少し痛みがある。ただし、痛みはすぐに消える。	関節軟骨が少しずつ減少し、軟骨に亀裂が入る。	膝と膝の間が少しあく程度。	●立ち上がり、階段の上り下りのときに膝が重い。 ●朝起きたときに膝がこわばる。
中期	自分の身の回りのことは何とかできるが、痛みが強い、または続く。痛くて正座ができない。	関節軟骨がすり減って、骨と骨の間が狭くなる。	O脚になり、立ったときに膝が外側に向く。	●膝がまっすぐに伸びない。 ●膝に腫れがあり、水がたまる。
後期	自分の身の回りのことが、ほとんどできない。非常に強い痛みで普通に歩けない状態。	関節軟骨のほとんどが消滅して、骨と骨がぶつかる。	O脚が進行し、膝全体が節くれだったようになる。	●膝関節がグラグラし、膝全体が大きくなる。

変形性膝関節症を初期、中期、後期に分け、痛みの強さ、関節の変形、O脚の程度、膝に出る症状を表にしました。膝に痛みのある人は進行を知る参考にしてください。

変形性膝関節症を予防する筋力トレーニング

147ページまでのような流れで発生し、進行する膝痛に対しては脚筋すべての筋力低下が影響しますが、なかでも膝関節の衝撃から膝を守る脚筋の「大《だい》腿四《たいし》頭筋《とうきん》」、運動や膝痛での膝関節の伸ばしすぎによる脚筋の「内転筋《ないてんきん》」の筋力低下の影響が大きいでしょう。加えて、大腿四頭筋と内転筋などの脚筋が弱ると、代わって膝関節を動かす原動力となるのが、臀筋の「大臀筋《だいでんきん》」です。脚筋だけでなく、膝痛にはお尻の筋肉の筋力も関係しているのです。

膝痛を繰り返している人の再発予防としては、大腿四頭筋、内転筋、大臀筋のトレーニングが必要になります。また、この筋力トレーニングが有効性を発揮するのは前記の表の変形性膝関節症の進行段階でいうと、初期の段階です。歩いていて膝を伸ばしたときに、安定感がなくなっている感じがするなど、膝の調子に陰りが見え始めた段階でトレーニングを始めることが、最も効果的です。

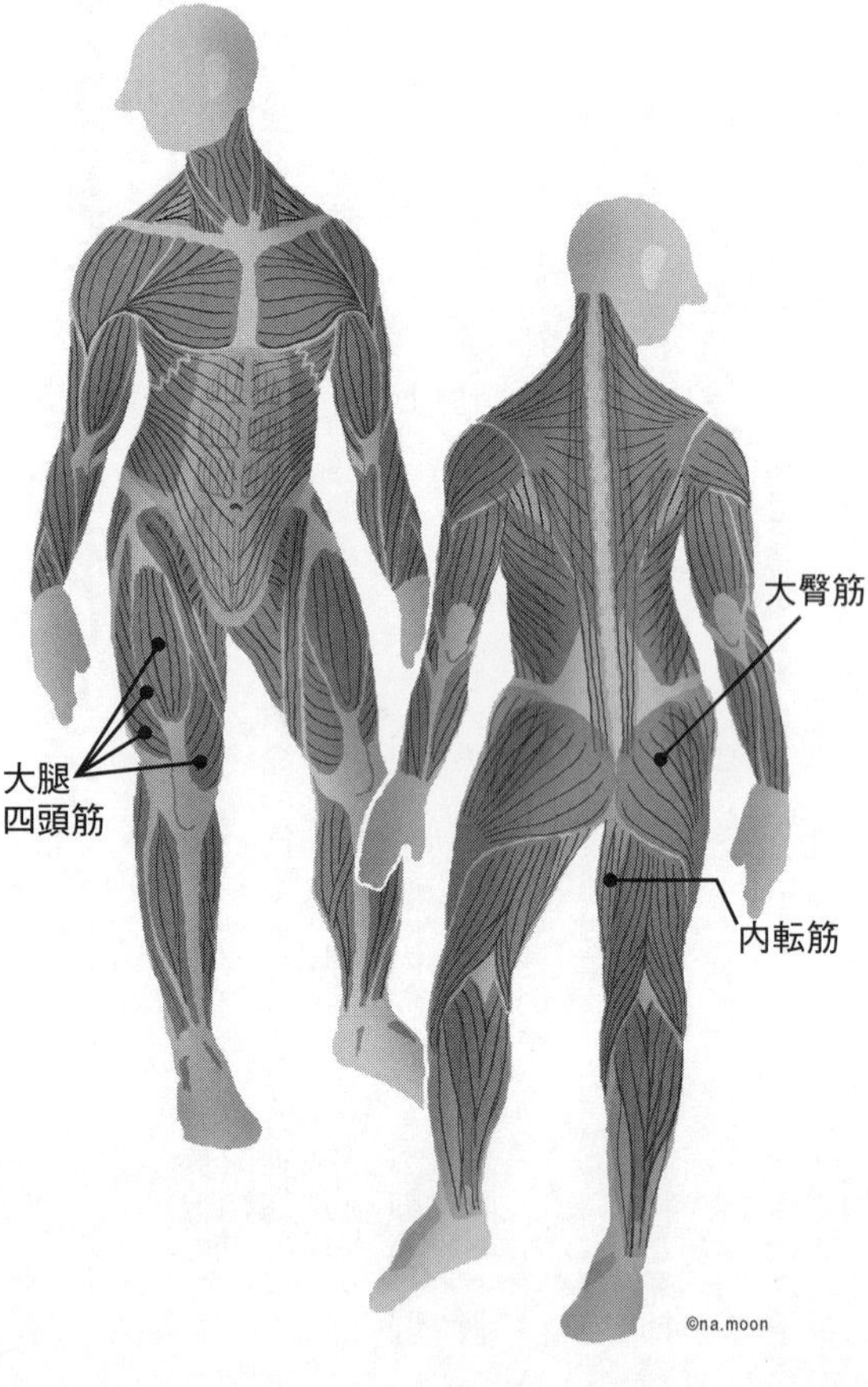
大臀筋
大腿
四頭筋
内転筋
©na.moon

❶大臀筋のトレーニング

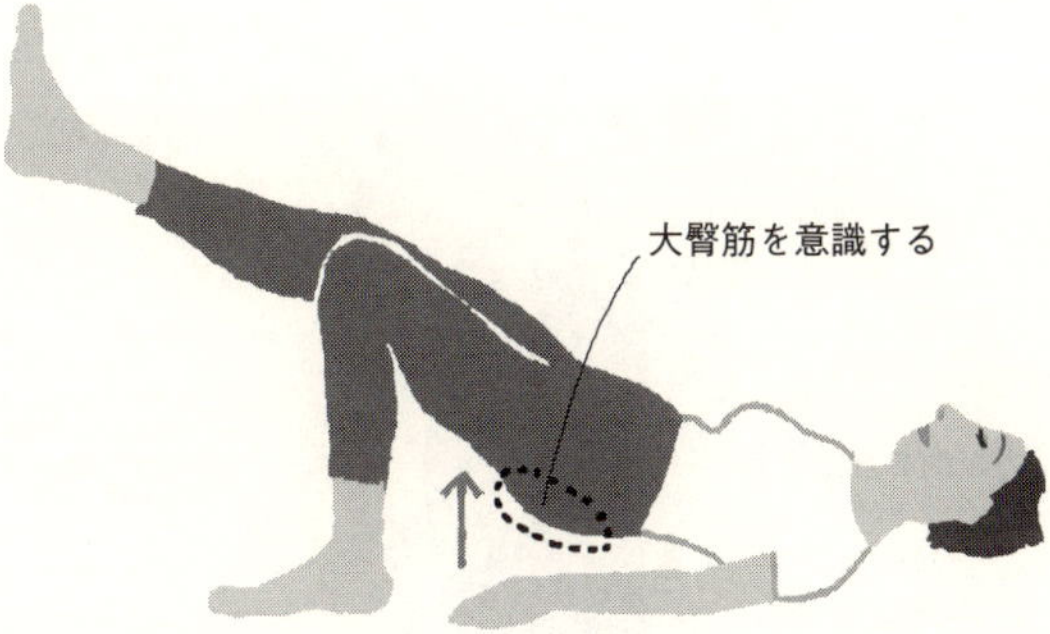

仰向けに寝て片足は床につけ、もう片足は膝を伸ばしてまっすぐ上げたまま、お尻を持ち上げて３秒キープする。これを３回、左右の足で行う

お尻を持ち上げるときは足や背中の力で持ち上げるのではなく、あくまでも大臀筋に力が入ってお尻が持ち上がるように。

❷内転筋のトレーニング

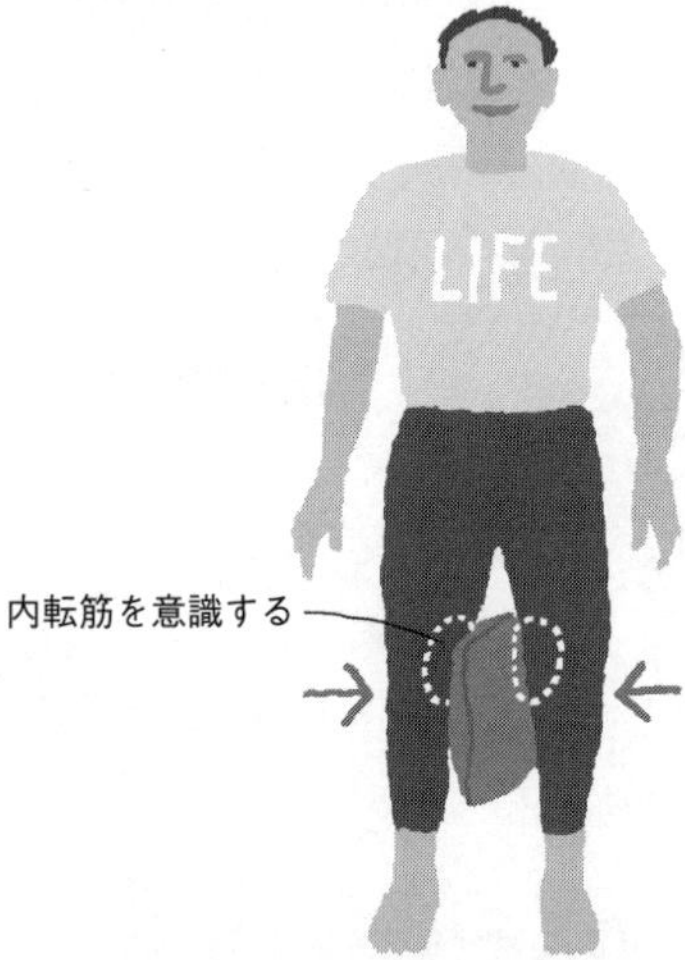

まっすぐ立った姿勢にして足を開き、膝頭のあたりで硬めの枕、クッション、2つ折りにした座布団のいずれかをはさんで、そのまま内ももにギューッと力を入れて3秒キープする。これを3～5回繰り返す

膝を正面に向けた姿勢で枕をはさんでください。

●痛みが強いときは、無理にトレーニングを行わないでください。
●痛みが治まっているときは〝慢性期の膝痛〟と捉えて「1、2、3」の順に行い、多少痛みがある場合は〝急性期の膝痛〟と捉えて「3、1、2」の順に行ってください。ただし、この筋力トレーニングは痛みを止める特効薬ではないので、筋力トレーニングをやった後に痛みが増すようでしたら、無理に続けないようにしてください。

❸大腿四頭筋のトレーニング

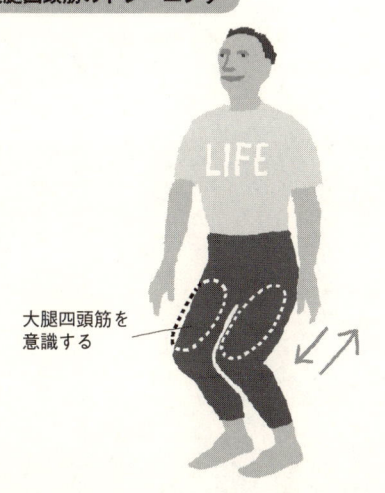

立った姿勢でゆっくり膝の曲げ伸ばしをする。これを5回くらい繰り返す

膝を曲げたときに大腿四頭筋に力を入れるように。

●半月板損傷や膝靭帯損傷では、治療をして膝の腫れや痛みが引いた後に「3、1、2」の順でこの筋力トレーニングをすると効果的です。

●「膝に水がたまった状態」では膝関節の炎症なので、筋力トレーニングなど膝関節を無理に動かすことは禁物ですが、膝に水がたまった場合でも、ある程度は筋肉を動かすことが必要です。膝に水がたまったときの効果的な動かし方としては、歩くときに「膝をしっかり伸ばして歩く」のを心がけます。また膝をしっかり伸ばすと、膝痛の筋力トレーニングにもある大腿四頭筋の動きをサポートすることになります。膝をしっかり伸ばして歩くことの繰り返しが大腿四頭筋に筋力をつけ、膝に水がたまる頻度を減少させていきます。

実例 変形性膝関節症（55歳女性の場合）

この患者さんは、ときどき左膝に痛みがあり、膝痛がいつのまにか消えるのを2、3年前から繰り返していたようです。そのうちに、階段を下りるときに左膝に痛みが出るようになり、長く歩くと膝が痛むようになりました。膝に湿布を貼るなどして対処していましたが、法事に出席し正座がまったくできないことがわかり、当院に来院しました。

左膝には水がわずかにたまっており、膝痛の初期に出やすいO脚の傾向も出ていました。それでもまだ初期の変形性膝関節症《へんけいせいしつかんせつしょう》だったので、急性期の膝痛の筋力トレーニングと、痛みのコントロールのために理学療法の干渉低周波を行いました。また、肥満傾向があったので、膝にかかる負担を軽くするために、食べすぎを改める指導も行いました。その結果、半年後には膝痛がなくなり、膝の水もたまらなくなったのです。変形性膝関節症の初期の段階で筋力トレーニングを始めたことが改善につながりました。

この女性はその後も週末にはプールでの水中ウォーキングを続け、膝痛の予防をしているようです。プールでの水中ウォーキングは膝関節に体重をかけることなく、膝関節に負担をかけずに運動することができるので、変形性膝関節症には最適です。

実例　膝の炎症（84歳男性の場合）

突然、膝の内側が痛み、ついには杖をつかなければ歩けないほどになってしまった84歳の男性は、みなさんもよくご存じのプロ野球の元監督です。どこの病院に行っても膝に異常が見つからず、痛みに有効な対処法も見つからないまま、当院を受診しました。

エックス線写真を撮ると80歳代と思えないほどの若い膝関節をしていて、内側広筋の疲労とそれに連なる形の内側膝蓋支帯《ないそくしつがいしたい》に圧痛がありましたが、変形性膝関節症ではなくまだ膝の炎症の段階でした。初診時に慢性期の膝痛の筋力トレーニングや膝の内側を伸ばすストレッチングを実施したところ、その場で痛みが激減し、帰りは杖なしでも歩けるようになったのです。

この男性、現在では、慢性期の膝痛の筋力トレーニングのなかから内転筋のトレーニングだけを毎日欠かさず実施して、膝痛を予防しているそうです。

このように高齢でも、変形性膝関節症になる前の膝の炎症のうちに脚の筋肉へのアプローチをすると、痛みの消失が早いのです。

偽痛風という膝の痛み

中高年世代が痛風と間違いやすい膝痛があるので、解説しておきましょう。

痛風は、血液中に尿酸という物質が多くなって高尿酸血症となり、関節内に尿酸の結晶をつくって激しい関節炎を起こす病気です。典型的症状としては足の親指の激しい痛みで、これを痛風発作といいますが、足首や膝などの他の関節にも痛みが起きることがあります。痛風の急性関節炎は、母趾《ぼし》のつけ根が最も頻度が高いのですが、その他の足の指や足首、膝関節にも起こります。

この痛風とよく似ている、〝偽痛風《ぎつうふう》〟と呼ばれる膝痛があるのです。正しく

膝痛を悪化させない日常動作

膝に痛みが続いているときに立つときは、なるべく膝を伸ばした状態を保ちたいので、足の裏の母趾をしっかり地面につくようにして立ってください。

膝痛がある場合は、強い痛みが走るので正座は避けるべきですが、そもそも正座は膝が究極の屈曲状態になっているところに、全体重を載せることになるので、膝関節には非常に負担がかかります。

膝痛がある人が正座すると痛むのは、筋力が衰えるにつれて靭帯や腱などが柔軟性を失ってしまった状態です。関節を深く曲げることができないまま正座をするために、膝が痛むのです。

膝痛があるときの正座は正座の最中の痛みだけでなく、膝関節や膝関節周辺の筋肉への再ダメージになると思ってください。

そして階段の上り下りでは、膝の関節に大きな力が加わります。一説には、体重の３～５倍の力が加わるとされています。膝痛があって階段を上るときはできるだけ膝を伸ばしたままにすることが痛みを少なくするポイントです。

膝痛があるときの階段の上り下りは痛くない足から上るようにします。下りるときは逆で、痛いほうの足から下りるようにしましょう。

は「結晶性関節炎」で、膝の関節の中にカルシウムアパタイトという結晶がたまり、それによって引き起こされる膝の関節炎です。膝関節以外にも、足首、手首、肘関節に関節炎が起こります。エックス線写真を撮ると関節に石灰沈着がみられ、関節炎の程度は腫れと痛みの軽いものから、腫れが強く激痛を伴うものまであります。

症状が痛風に似ているので偽《にせ》の痛風とも呼ばれるのですが、間違われやすいだけで、痛風とは別の関節の炎症です。この関節炎は何も原因がなく起こることもありますが、歩きすぎなど膝関節に負担がかかったためや、軽い捻挫《ねんざ》などの外傷が引き金になって起こることもあります。本物の痛風は男性や30代くらいの年代に多いのですが、偽痛風のほうは60代以降に多くみられます。

治療は、関節に水がたまっていれば水を抜き、炎症が強ければステロイドを関節内に注入することもあります。さらに炎症を抑えるために消炎鎮痛剤を内服し、パップ剤を貼ります。多くの場合、これらの治療で症状は落ち着きます。これも膝痛の一種なので、痛みが治まってから、151〜153ページの膝痛の筋力トレーニングなどの運動を行うべきでしょう。

痛み方は本物の痛風と似ています、検査をすれば本物の痛風か偽痛風かがわかるので、自己判断をしないようにしてください。

スポーツと筋肉

中高年共通のスポーツ後の痛み

人生のなかでスポーツをできるだけ長く楽しむためにも筋肉づくりが必要ですが、スポーツをやって筋肉にダメージが加わったことが、腰や膝の慢性痛の原因になりかねません。慢性痛があるとその部分の筋肉は次第に使われなくなっていくので、そこからさらなる筋力低下も発生します。

中高年以降の世代ではもともとの筋力不足があって、そこに急に始めた運動が慢性痛の原因になりやすいのです。

中高年に多いスポーツ後の痛みが、どんなスポーツで起きやすいかを部位別に見ておきましょう。

「膝の痛み」は、球技や陸上競技などで起こる「半月板損傷」や「靭帯損傷《じんたいそんしょう》」、ランニングのし過ぎによる膝の外側が痛む「腸脛靭帯炎《ちょうけいじんたいえん》」、バレーボールやバスケットでのジャンプの衝撃で膝のお皿と大腿四頭筋をつないでいる腱《けん》が炎症を起こす「ジャンパー膝」、扁平足の人が走ったあとに起こしやすい「鵞足炎《がそくえん》」、繰り返す膝の屈伸や平泳ぎで膝の曲げ伸ばしにより筋肉が炎症を起こす「平泳ぎ膝」などがあります。

「腰の痛み」は、背筋、腹筋、大臀筋、ハムストリングス筋、内転筋の低下している人が久々にスポーツをした後に起きる「筋々膜性《きんきんまくせい》の腰痛」、またゴルフで起きやすい「ギックリ腰」です。

「肩の痛み」は、投球動作などで起きる「上腕二頭筋腱炎《じょうわんにとうきんけんえん》」、肩の関節の骨、腱、靭帯に力が入った無理な投球動作によってストレスがかかったための炎症などです。

「腕の痛み」は、ラケットを持つスポーツを続けて腕の筋肉から肘の関節にストレスが加わって肘が痛くなる「テニス肘」があります。

「脚の痛み」は、マラソンやジョギング愛好者に多い足の裏の痛みで、下がった足の裏のアーチが原因の「足底筋膜炎《そくていきんまくえん》」、ランニングやジャンプなどさまざまな動作の繰り返しで足のすねの側面の後脛骨筋《こうけいこつきん》が伸びて炎症が起きる「シンスプリント」、ふくらはぎの筋肉群が弱っているときの運動動作でアキレス腱にストレスが加わって起きる「アキレス腱炎」があります。

これらの痛みを予防するためにも、筋力トレーニングで筋力をつけておくことが有効です。第2章の筋力向上トレーニングや、痛みが起きる身体部位に該当する第3章の筋肉別の筋力回復トレーニング、第4章の膝痛や腰痛の再発予防トレーニングを行ってください。

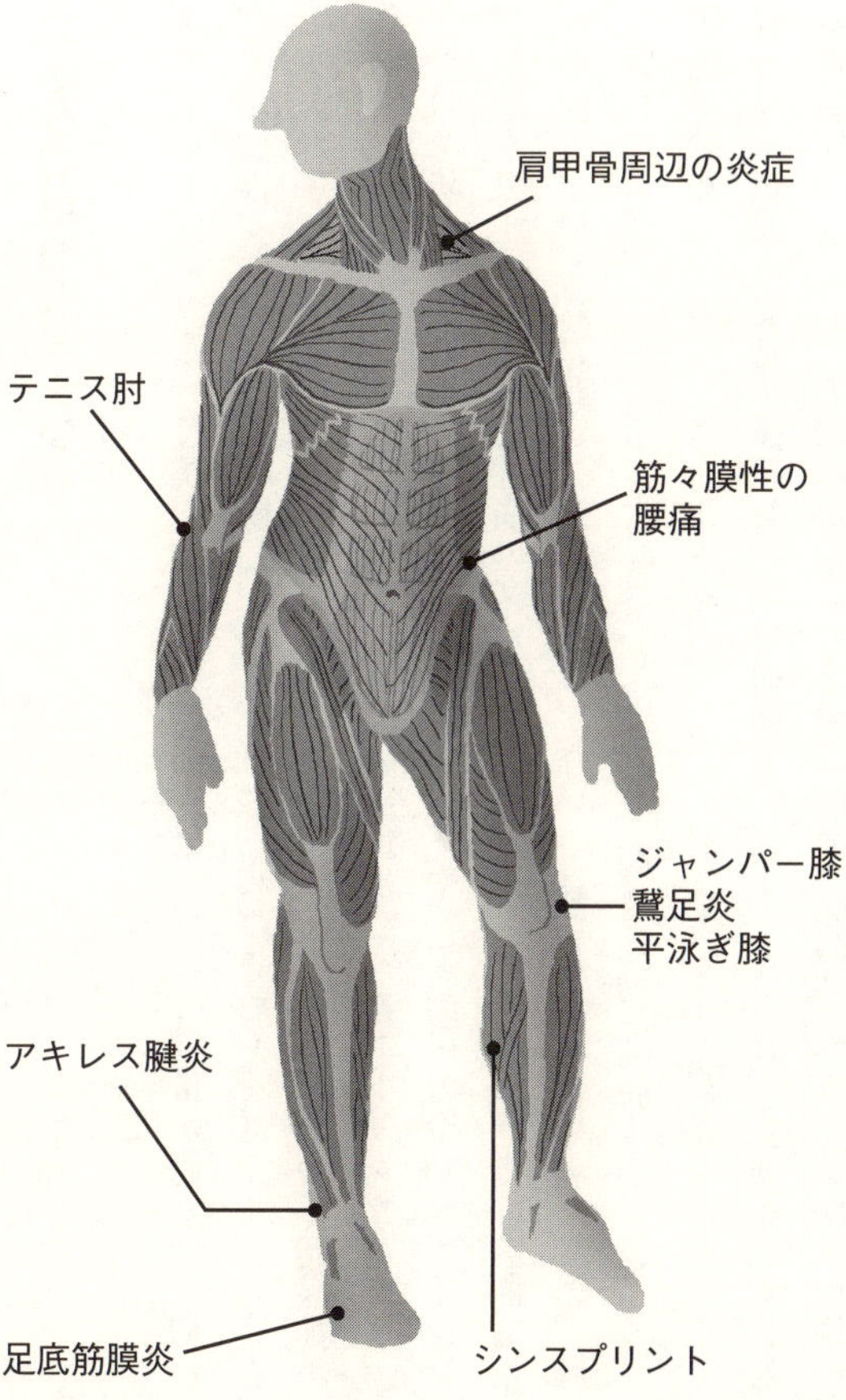
肩甲骨周辺の炎症
テニス肘
筋々膜性の腰痛
ジャンパー膝
鵞足炎
平泳ぎ膝
アキレス腱炎
足底筋膜炎
シンスプリント

ケガから復帰のタイミング

スポーツでのケガは、打撲や、肉離れの筋挫傷《きんざしょう》、関節の靭帯が傷ついて切れたりする捻挫《ねんざ》、関節が外れる脱臼があり、一般的にはこれらをスポーツ障害といいます。ちなみに、スポーツ時に筋肉の急激な収縮や疲労によって筋線維が損傷した状態で肉離れを起こしやすい筋肉の部位は、ハムストリングスです。

ケガの予防のためには運動前のストレッチングや、運動後の冷却（アイシング）が基本です。また、急性痛のスポーツ障害が起きた場合は医師の診断と治療が必要で、いずれにせよ、疼痛《とうつう》（痛みが強い）、熱感（熱を持っている）、腫脹《しゅちょう》（腫れ）、発赤《ほっせき》（赤くなっている）が出ている間は運動を中断すべきです。

腰痛や膝痛も含めて、スポーツを行ったために痛みが出た患部を冷やすと、皮膚と皮下組織の血管が萎縮《いしゅく》し、循環血液量の減少とともに、表面の痛覚に対する麻痺《まひ》作用も起こって痛みが和らぎます。膝痛や腰痛が起きたばかりの頃や、スポーツ障害が起きてからの2週間くらい、患部を触ってみて熱を持っているときは氷を使ったアイシングやジェル状の冷却剤が入ったアイスパックで冷やします。こうして患部を冷やすと、浮腫《ふしゅ》の軽減や炎症の鎮静化にも役立つわけです。

また、痛みを解消するために冷湿布が使われることがよくありますが、冷湿布は密封性が高いので、貼っている間は患部の通気が悪く、実際には患部を冷やしていることになりません。これはインドメタシンなど薬剤の鎮痛作用によるヒンヤリ感で、貼っている間だけ痛みが治まっているだけです。本来の冷却作用での痛みの軽減効果は、得られないと心得ておきましょう。

また、患部を温めると血液循環が促進され、筋肉などの組織の緊張がとれて老廃物が排泄されて痛みが和らぎます。温めるのは原則として、患部を触ってみて熱がない場合です。蒸しタオル、簡易カイロ、温湿布などで温めてください。

こうした、スポーツ障害で身体に発生した痛みは直線的に回復するのではなく、波打つように〝ゆらぎながら〟回復していきます。痛みが強くなったり軽減したり、再び強くなってまた軽減と、上がったり下がったりしてゆらぎながら回復へ向かうのです。

スポーツ障害を起こして休養していて、最初に痛みが消えた時点ではまだゆらぎの最中にあると考えていいでしょう。この段階で完全に治っていると判断して、中断していたスポーツをすぐに再開することは危険です。少なくとも、痛みがなくなってから2週間くらいは様子を見て、引き続き痛みが出ないことを確認してから段階的にスポーツを再開するようにしましょう。

実際に、スポーツ障害が出て安静にしていた人がいつから開始するかどうかについては、ウォーキングを続けても痛みをまったく感じず、ジョギングしても持続する痛みが出ないことが1つの目安になります。

第5章

姿勢・歩き方を見直して「筋肉づくり」

きちんと時間をとってするトレーニングと
同じくらい大切なのが、普段の姿勢と歩き方です。
姿勢を正しくして、歩き方を変えるだけで、
筋力低下が防げるばかりか、
腰痛など症状改善にもなります。
今のうちに、姿勢や歩き方を調整しておくと、
“いくつになっても自分の足で歩ける”
モチベーションにつながり、
いい歩き方をしていると、長く元気でいられます。

姿勢で筋肉づくり

姿勢と足の裏のアーチの関係

姿勢が正しくないと筋力トレーニングなどでせっかく筋肉をつけても無駄になり、中年以降になると、加齢による筋肉の収縮、長年の生活習慣のくせ、筋力低下などで姿勢がどんどん崩れ始めます。中高年の年代で実年齢より若く見られる人はたいてい、姿勢がきれいな人たちでしょう。

中高年からの姿勢の崩れで目につくのが、腰痛や膝痛、加齢による筋力の低下のところで何度もお話ししてきた、背筋や胸筋が縮んだための「前傾姿勢」、いわゆるねこ背です。そのねこ背とは対照的な姿勢の、腰部の筋肉が縮んで腹が突き出て後ろに「反った姿勢」も40歳前後から多くなります。

そして、姿勢というよりは〝立ったときの状況〟といえる、「足の裏のアー

中高年の姿勢のくずれ

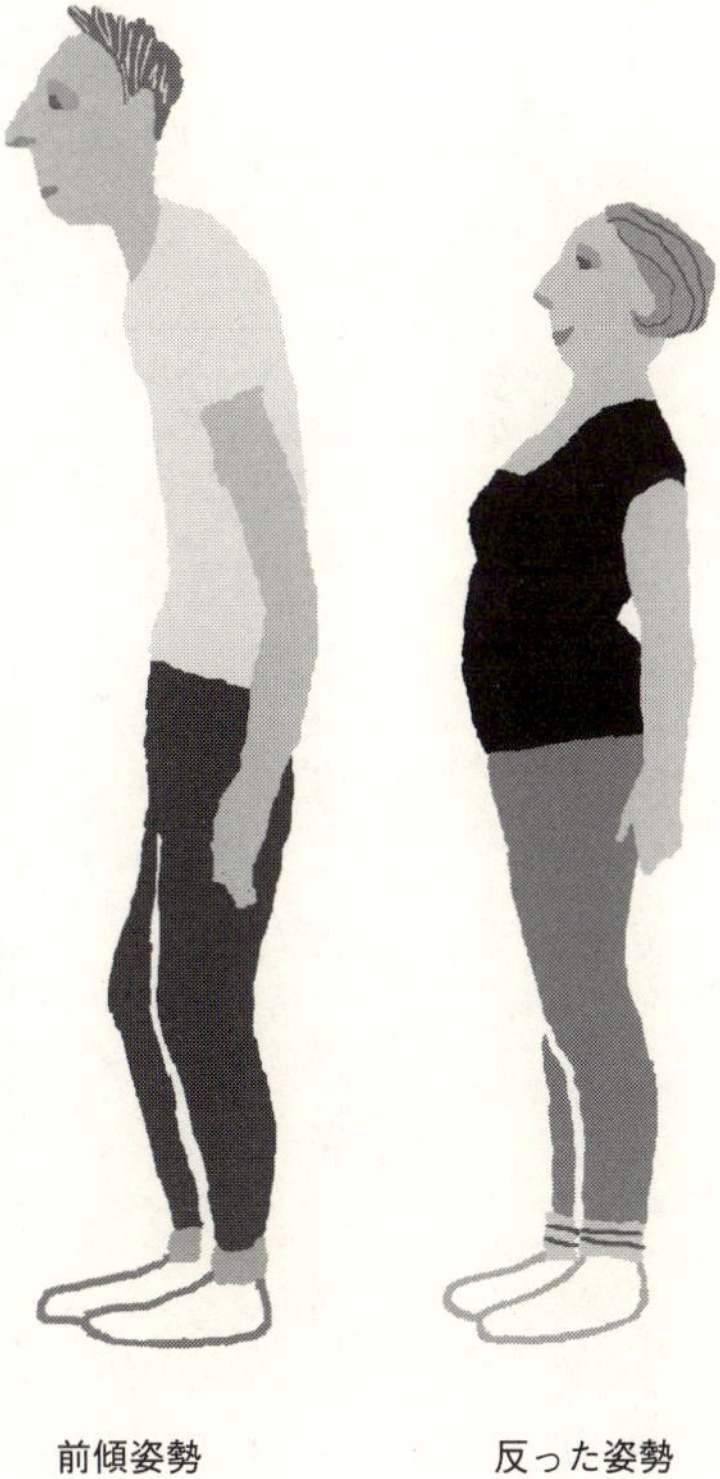

前傾姿勢　　反った姿勢

チが下がって、姿勢自体が保ちにくくなる姿勢」の、しっかり立っていられない状態も中年世代あたりから進行します。

中高年に多い前傾姿勢も、反り返った姿勢も、姿勢が保ちにくい状態でも、そのまま続けていていいことは1つもありません。

立つだけで疲労し、長時間での立った姿勢の保持が困難になります。本来は立つときにあまり使わないふくらはぎの腓《ひ》腹筋《ふくきん》や、ももの裏側のハムストリングスの負担が増すことになり、その結果、慢性の膝痛や腰痛の原因にもなります。

なかでも、自分の足の裏のアーチ（足弓《そくきゅう》）の下がり具合がどれくらいかには関心をもつようにしましょう。中高年以降からの、今後の姿勢の保持を決めるのは足の裏のアーチをどれだけ上がった状態に保てるかが大きくかかわります。

足の裏のアーチが下がるというのは、俗にいう〝土踏まずがない〟状態であり、扁平足といわれる足です。このアーチは足首から足の裏にかけてはしっている筋肉がしっかりしていれば、その筋肉に引っ張り上げられて維持することができます。

足の裏の窪《くぼ》みは、長腓骨筋《ちょうひこつきん》と後脛骨筋《こうけいこつきん》という2つの筋肉が足の裏でクロスして持ち上げてくれるからつくられるわけです。足の裏でクロスしている2つの筋肉が加齢や歩行不足で弱ることで、じりじりとアーチが下がってくるのです。

足の裏のアーチは運動時の衝撃を和らげ、体重を支えているので、下がってくると、足首を固定している数種の筋肉が内側に曲がっていき、足首の固定が不安定になります。不安定な足首の影響で、内くるぶしの骨の舟《しゅう》状骨《じょうこつ》が飛び出したりもします。

このことが腓腹筋やハムストリングスと

長腓骨筋と後脛骨筋が足の裏でクロス

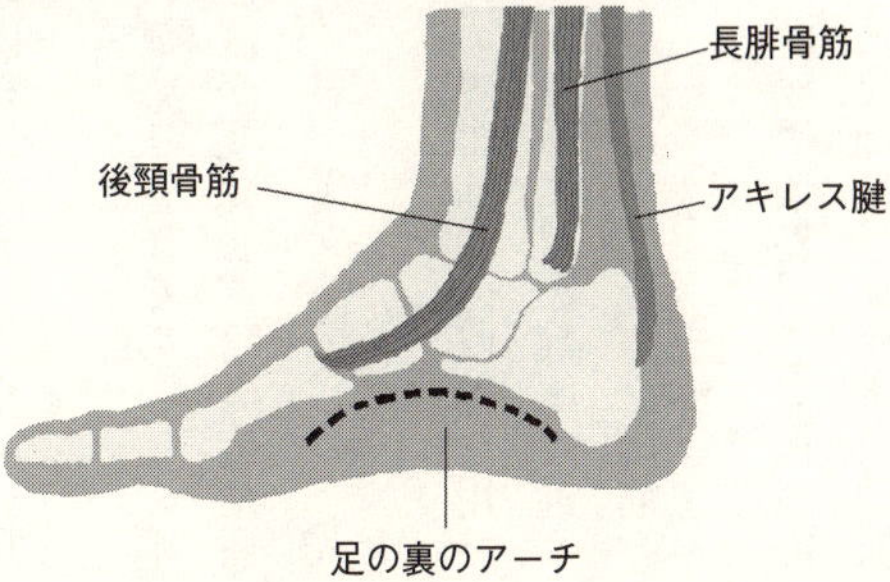

いった脚筋に影響して、姿勢を崩すのです。また、足首がきちんと固定されないことで不安定な立ち方になって姿勢を崩し、歩行の際に衝撃を受けやすい足にもなります。

さらに、足の裏のアーチが下がってくると、全身の健康状態にも影響します。下がってくることで足の裏の血管が圧迫され全身の血流が悪化し、冷え症や肩こりなどの原因になり、ミルキングアクションもスムーズにいかなくなるでしょう。

ミルキングアクションとは、血液を心臓に戻すための脚の筋肉の収縮作用です。身体の血液循環は、心臓から出た血液が全身を巡った後に足の静脈を通って再び心臓に戻ってくるわけですが、足の裏のアーチが下がっていると脚筋全体に影響して、心臓へ血液を戻す力が弱まります。

ミルキングアクションがスムーズに行われないと、血液や栄養、老廃物の排出など、身体のすべての循環機能に影響を及ぼすことになって、高血圧や動脈硬化を引き起こす原因にもなります。

このように、足の裏のアーチを下げたままにしておくことは、姿勢の維持ができないだけでなく、全身の健康状態を低下させていることになるので、あなたの足の裏のアーチが下がっているなら、そのままにしておかずに積極的に改善しなければいけません。

大臀筋を意識して立つ

では、中高年から下がってくる足の裏のアーチをどうやって上げるか。何といっても、よく歩くことが大切ですが、それ以前に、大人になってからは気にかけることも、人から指摘されることも少なくなった〝良い姿勢〟を心がけることです。

今さらのようですが、中高年こそ、〝良い姿勢とは何か〟を改めて理解すべきでしょう。悪い姿勢を改め、普段の立ち方を良い姿勢に近づけていき、くせづけていくことが大切です。子どもの頃に学校で教わった正しい姿勢を大人に

正しい立ち方

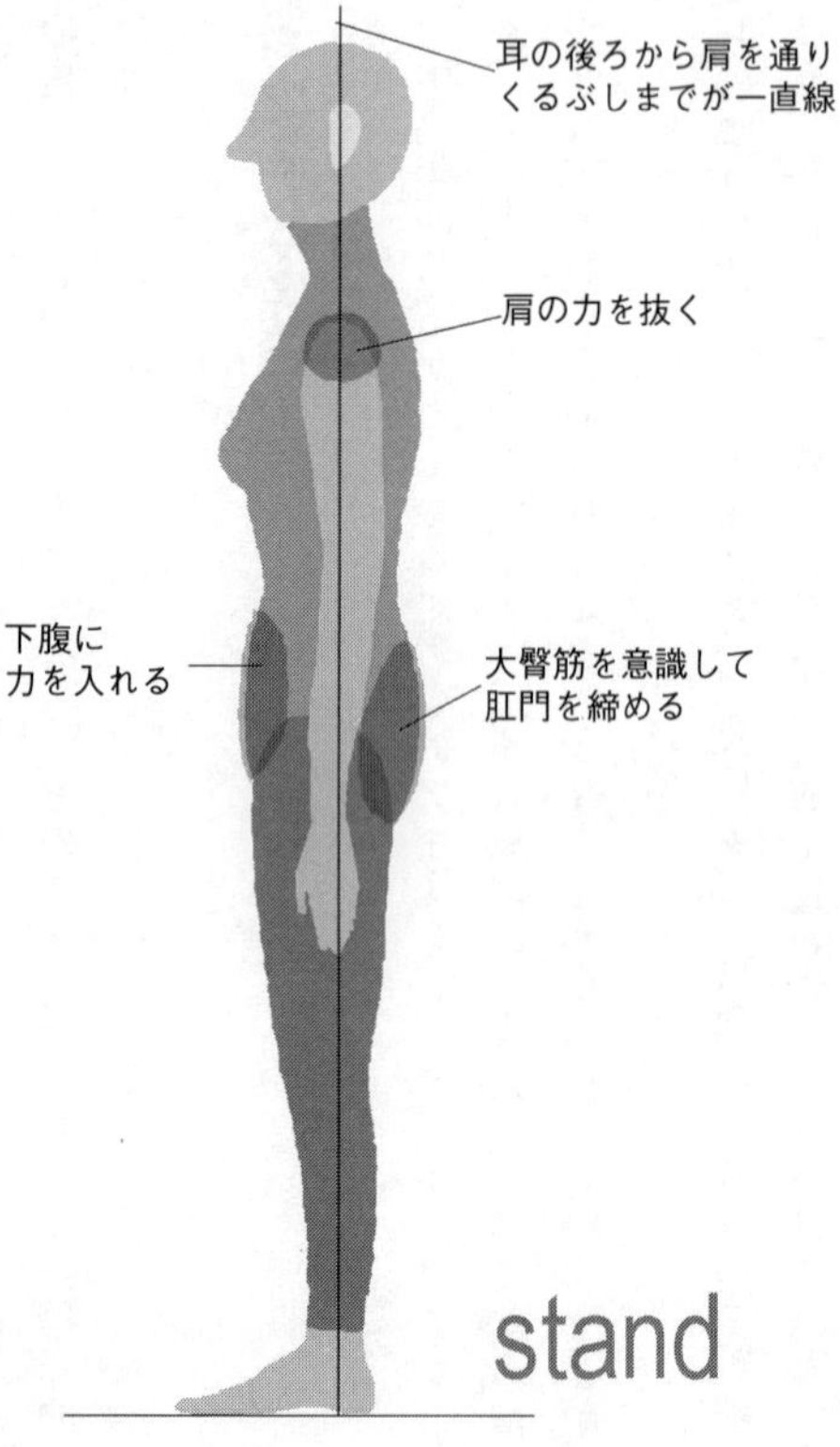
耳の後ろから肩を通り
くるぶしまでが一直線
肩の力を抜く
下腹に
力を入れる
大臀筋を意識して
肛門を締める
stand

なった今もう一度、理解し実践するのです。

立ったときの良い姿勢の概念は「耳の後ろから肩を通り、くるぶしまでが一直線になるように立つ」ポーズになります。

耳、肩、腰、膝、土踏まずまでが一直線に並ぶのが良い姿勢ですが、具体的にはどう立てば、一直線になるのでしょうか。

ポイントは、「お尻の筋肉である大臀筋《だいでんきん》を意識して肛門を締めて立つ」ことで、これに、肩に力を入れずに下腹に力を入れて立つよう心がければつくれます。

一般的にいわれる正しい立ち方は、アゴを引く、背筋を伸ばす、胸を反らさないといった細かいことも加わりますが、実はこうした細かなことは、すべて「お尻の筋肉の大臀筋を意識して立つ」ことで、自然とできてしまうのです。

ここでちょっと本を置いて、お尻の筋肉で、骨盤を支えている筋肉の大臀筋をしっかりと意識して立ってみてください。

これだけで十分に曲がっていた背中が伸び、膝も伸びて、後ろに落ち込んでいた腰も持ち上がるでしょう。背中が伸びれば胸もまっすぐになり、背中が伸びて胸もまっすぐになると、否応なくアゴがひけているはずです。

ただし、大臀筋がしっかりしていないとできません。この筋肉が弱っていたら、意識して立つことが長く維持できないので、良い姿勢を保つことができないわけです。

良い姿勢を心がけたい人は、まず大臀筋の筋力低下を改善しておく必要があるわけです。長く立っていられない人は、94ページの大臀筋の筋力トレーニングを行いましょう。

姿勢が悪いと疲れやすいのも、この大臀筋との関係で、この筋肉は上肢と下肢のすべての筋肉を支えている大きな筋肉なので、これが弱ると全身の筋肉がこぞってサポートするからです。姿勢を保つためと、無駄に疲労しないためにも、お尻の筋肉を鍛えましょう。

悪い姿勢は早めに矯正

良い姿勢を心がける一方で、これまでの人生のなかですでに固定してしまった悪い姿勢のほうも、積極的に矯正しなくてはいけません。身についた悪い姿勢を改善する、簡単な矯正方法を紹介しましょう。

「足の裏のアーチの下がり」を改善させる法では、「つま先立ち」を一日に何回かしてください。つま先立ちは足の裏のアーチを引き上げている長腓骨筋《ちょうひこっきん》と後脛骨筋《こうけいこっきん》を緊張させることになるので、足の裏のアーチが下がった扁平足の改善にもなります。

「反った姿勢」の人は、134～136ページの慢性腰痛を予防する筋力トレーニングで腰周りの筋力を補ってください。

そして「前傾姿勢」の場合は、まず〝前傾姿勢かどうか〟を定期的にチェックする必要もありそうです。

方法は「壁を背にするように背筋を伸ばして立ち、お尻を壁につけて立つ」。こうして立って、上半身が壁から離れていたら、前傾姿勢が始まっています。このときに、壁と背中の間隔が開いていれば開いているほど、普段の生活でも歩行時でも、前傾姿勢で過ごしていることになるのです。見た目は大丈夫だと思っていても、前傾が進んでいることがわかったら、早めに、大胸筋を伸ばして前傾姿勢を調整するストレッチを行うようにしましょう。

前傾姿勢が長く続くと、上半身の左右どちらか一方にねじれが生じます。そのために、このストレッチングは片側だけ行えばよいのですが、どちらの側で行うかは、両方の腕で試し、よりきつく感じるほうで行ってください。

前傾姿勢を調整するストレッチング

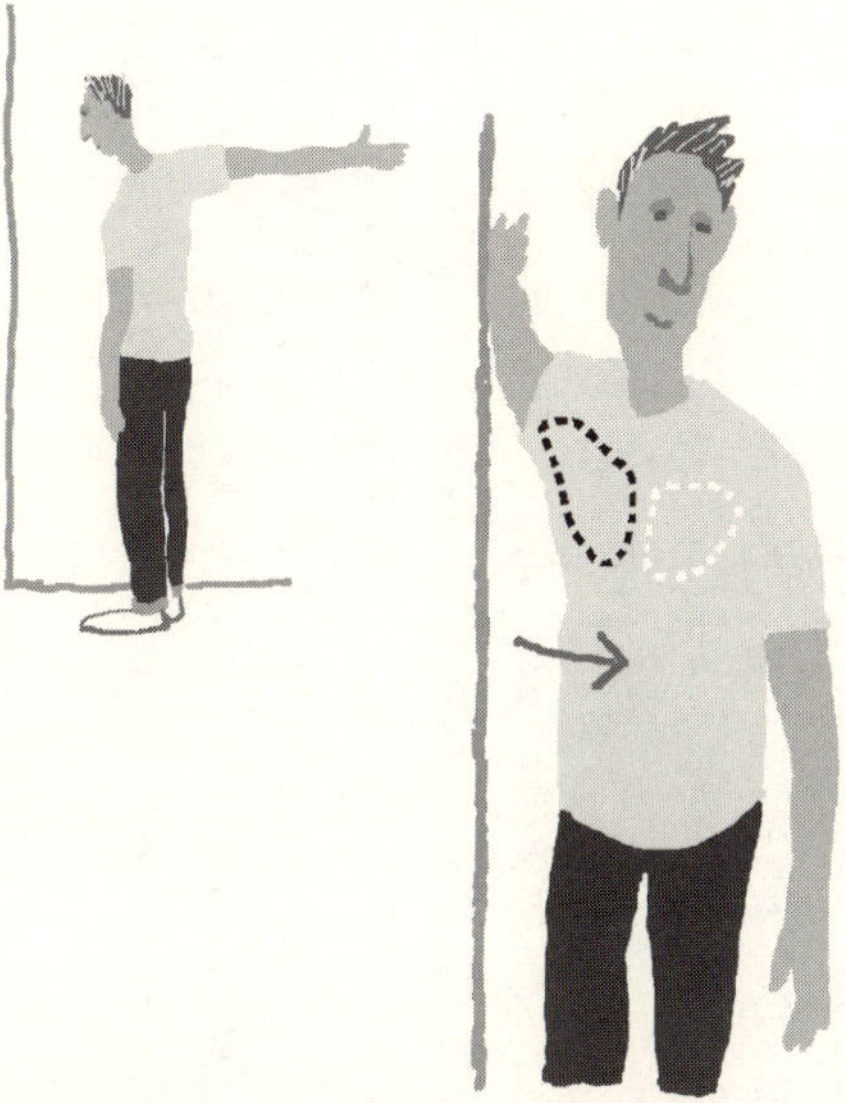

壁に対して横向きになり、肩から腕にかけてを壁につけ、肩と腕はそのままで体を壁から離していき20～30秒この姿勢をキープする

椅子に長く座っても疲れない姿勢

立った姿勢が悪い人は、例外なく座った姿勢も悪いものです。

そして私たちは、立っているときの悪い姿勢よりも座っているときの悪い姿勢のほうが、筋肉にかかる負担が大きいのです。

そもそも椅子に腰かける身体動作では、重心の位置が後方に移動することになります。このため、立つ動作よりも座る動作のほうが負荷がかかります。

信じられないかもしれませんが、椅子に座ると、立った状態よりも背筋に3倍の力がかかっていることに。座りっぱなしより、立ちっぱなしのほうが身体にとっては負担が少ないのです。座りっぱなしのほうが、筋肉にダメージを残していることになります。座っているときの筋肉への負担を軽減するためにも姿勢が大事で、椅子に座ったときは背筋を伸ばし、股《こ》関節《かんせつ》の位置より膝が下にくるようにし、足の裏全体が床につくようにします。

正しい椅子の座り方

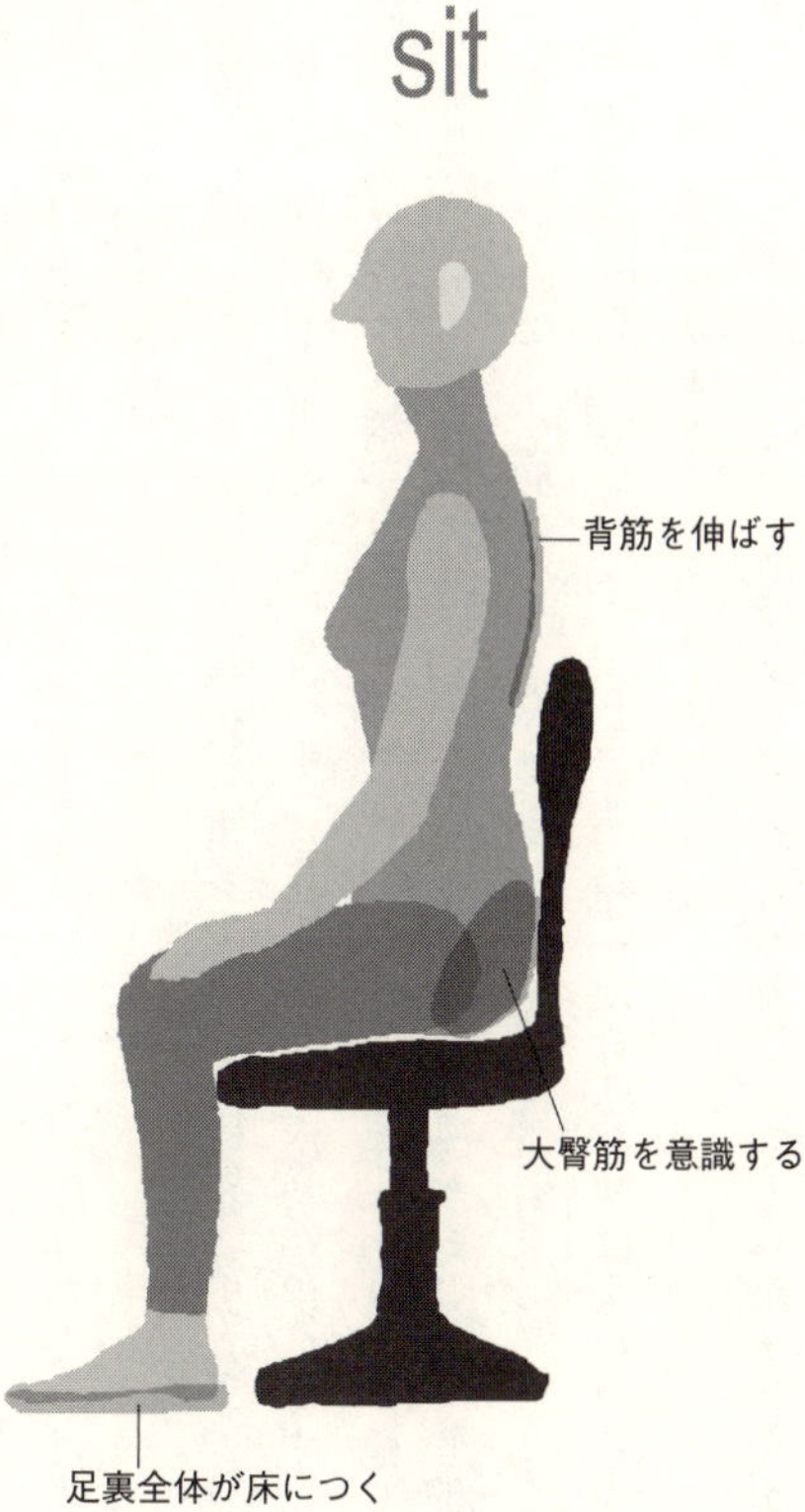
sit
背筋を伸ばす
大臀筋を意識する
足裏全体が床につく

座るときも立つときと同じで、大臀筋《だいでんきん》を意識するようにして座れば自然に背筋が伸びます。同じ場所を意識しても少し違うのは、立ったときは大臀筋の意識を背筋や脚筋に伝えてバランスを保つようにしますが、座ったときは大臀筋を意識しながら背筋を持ち上げるようにします。

また姿勢を保つためには、椅子の形状も重要です。普段の生活で使う椅子は、「座面が後ろに向かって下がっている椅子」に浅く座ると姿勢が保てます。ただし、長時間の作業をする椅子は、「座部が前傾している椅子」のほうが適しています。机の上に向かっての長時間の作業では重心が前に行きますが、座部が前傾しているほうが前に行く重心を支えやすく、背中への負担が少なくなります。

長時間、椅子に座った姿勢が続くときは、縮んだ背筋を伸ばすために途中で何度か立って体を動かすよう心がけましょう。

非常に簡単なことのようでも実行するとなると難しいかもしれませんが、座業の仕事の人が仕事の途中で何度か座った姿勢を解除する、これだけのことでかなり腰痛や背中の痛みが防げ、肩こりの予防になるのです。

歩き方で筋肉づくり

歩くとなぜ疲れる？

歩くとすぐに疲れてしまい歩くのが苦手な人と、長く歩いてもほとんど疲れない人がいますが、両者は何が違うのか。答えは、歩き方が悪いか良いかです。

人間の活動の営みで最も重要なことは２本の足でしっかりと立つこと、そして立った姿勢での前進である「歩き」です。営みの中心なのに、モータリゼーションや家電製品の普及に伴って、私たちの日常生活では立つ歩くなど身体を動かす場面はどんどん減ってきています。あちこち歩き回らなくても食べ物が手に入り、目的地まで歩行以外の手段で着いてしまうようになって、必要最低限の歩数だけですべての生活ができてしまうわけです。

結果的に、生活のすべてのシーンで歩く場面が減少しました。圧倒的な歩行不足です。

前述したように、筋肉の原則として、使われない筋肉の筋力は低下するので、歩くことに使うたくさんの筋肉が弱くなってしまいます。その結果、しっかりと立つことや正しく歩くことができなくなってしまいました。

歩くと疲れる背景には、歩く機会が減少してしまったための歩行能力の低下という、現代人に共通する事情があるのです。

では、歩くために使われる筋肉の数はどれくらいなのでしょう。

歩くという行為には全身の筋肉が使われていて、歩行のときの推進力として使われる筋肉は、全身の筋肉の3分の2に当たります。全身の筋肉の数が400種類ですから、実に約260種類の筋肉が前に進むたびに使われていることに。加えて、二足歩行では体を支え、バランスを取るためにも筋肉が使われるので、歩行ほど参加する筋肉の数が多い日常動作もありません。

そのため、歩行時は全身の筋肉を効率的に使います。ですから本来的には、私たち人間は歩くことではそれほどエネルギーを消費しないようになっているのです。もし、全力疾走や肉体労働のように歩くたびに大きなエネルギーを消費していたなら、日常的な活動範囲が狭くなり、人類は地球上からとっくに姿を消していたでしょう。

全身の筋肉をバランスよく使い、燃費が少なくても移動ができる効率のよい運動である歩行が、疲れにくい運動であることは間違いありません。

となると、歩くとすぐ疲れる人は身体のどこかの筋肉が恒常性を失い、不具合が生じていることになり、燃費が悪くなっている状態なのです。しかも、歩行にかかわる筋肉の数の多さからすると、燃費の悪い筋肉の数も1つや2つではありません。

歩くとすぐ疲れるのは、筋力低下の最もわかりやすい事例です。

歩行能力を低下させる中高年の筋肉事情

歩行能力を低下させる筋肉の不具合には、大きく次の4つがあります。

●歩行にかかわる筋肉群の低下

そもそも、歩くことは人間を目的地に近づける行為。人間の身体の中心は重心と呼ばれ、重心はおおよそおへその下、骨盤の中にあり、身体を前後・左右・上下に2等分する線が交わる場所のことです。人間を目的地に近づけることは、言い換えればこの重心部分を目的地に向けて進めることなのです。

重心を前方に進めることができる筋肉は、お尻の筋肉の大臀筋《だいでんきん》、脚の筋肉のヒラメ筋、ハムストリングスになります。

また、片脚で重心を前に送る動作を行っているときには、反対側の脚はしっかりと立って支える行為を行っていて、このときにも大臀筋を使い、脚筋の内《ない》転筋《てんきん》、大腿四頭筋《だいたいしとうきん》もよく使います。

さらに、上半身を支えるために、抗重力筋である背筋の脊柱起立筋《せきちゅうきりつきん》や股関節の筋肉の腸腰筋《ちょうようきん》が働いたり、片脚から片脚へと重心の横への移動をお尻の筋肉の中臀筋《ちゅうでんきん》が支えるという具合に、歩行には実にさまざまな筋肉が参加してくるわけです。

これらの筋肉はすべて、歩くことも含めて身体を動かさないとどんどん低下しますから、歩行時の重心移動などがスムーズにできなくなり、不自然な歩行に。そのまま年を重ねれば重ねるほど、歩くとすぐ疲れる状況がひどくなります。

●悪い姿勢の影響も大

重心を前に送り出すことのできる筋肉として、大臀筋やヒラメ筋を挙げましたが、これらの筋肉は、第1章でも説明した速筋《そっきん》と遅筋《ちきん》という性質の違う二種類の筋肉のうち、持続性があって疲れにくい筋肉の遅筋の割合が高いのです。大臀筋は遅筋の割合が多いことで知られており、ヒラメ筋は実にその8割が遅筋で構成されています。ちなみにヒラメ筋といっしょにアキレス腱についている腓腹筋は、遅筋と速筋が半分半分です。

そして重心を前方に移動させることのできる筋肉には、もう1つハムストリングスがありましたが、ハムストリングスは大臀筋やヒラメ筋に比べると、遅筋よりも疲れる筋肉の速筋の割合が高く、歩行のスピードを上げるときや、走るときなどによく使われます。ハムストリングスが使われるときは走る動作と同じで、身体の前方に重心があり、膝が曲がっていることなどがあります。大臀筋やヒラメ筋が身体の後ろから重心を押し出すのに対し、ハムストリングスは前から重心を引き寄せるのです。

いわゆる悪い姿勢の、大股で膝を曲げ背中を丸めて歩くと、早く歩かなくてもハムストリングスが中心に使われ、またヒラメ筋は使われずに代わりにヒラメ筋より遅筋が少ない腓腹筋も使うことになります。

つまり歩き方が悪いと、本来は遅筋を中心に使って歩くところを、速筋を中心に使って歩くことになります。そうなると、同じ距離、同じ時間を歩いても、膝を伸ばして背中をまっすぐにした正しい姿勢で歩いている人より疲れます。

悪い姿勢で歩いていると速筋を使うことになり、疲れるから歩かなくなります。歩かないから本来の歩行で使われる大臀筋やヒラメ筋がますます使われない、使われないから筋肉が弱くなるといった悪循環に陥るわけです。

そして、大股で膝を曲げ、背中を丸めて歩く悪い姿勢は、中高年以降から始まりやすい歩行時の姿勢なので、中高年の段階で悪い姿勢の歩行を改善することが、将来的に歩行能力を長く維持できるかどうかのポイントになるでしょう。

●日常的な歩行不足も考えられます

姿勢のところでも足の裏のアーチの重要性は解説しましたが、大臀筋とともに直立二足歩行ができる人間への進化に大きく関与したのが足の裏のアーチです。

足の裏のアーチが上がっていれば重心の移動を補助したり、蹴り出しの力を伝え、安定した姿勢で活動的に行動することができるわけです。下駄や草履を履いていた頃は足の指を開きながら足の指を使って歩いていたために、日本人の足の裏のアーチはきれいに上がっていたのです。靴を履くようになって、必ずしも足の指を使わなくても歩くことができるようになったので、アーチが下がり気味になり、きちんと歩けない状況になってしまいました。

また、足の裏のアーチを持ち上げている脛《すね》の筋肉である長腓骨筋と後脛骨筋《こうけいこつきん》が加齢や歩行不足で弱ると、上がっていたアーチが中年の頃を境に下がってくることになります。昔はアーチが下がった状態の扁平足だと、兵隊に取られなかったとか。それくらい、アーチの下がりと体力的なポテンシャルは密接に関係しているわけです。

結局、歩いても疲れない人というのは、お尻やふくらはぎの筋肉を正しく使って歩いていて重心移動がスムーズにできているので歩いても疲れにくい↓歩いても疲れにくいからよく歩くようになる↓よく歩くようになるとお尻やふくらはぎの筋肉やアーチを持ち上げている筋肉なども使うのでアーチも上がってくる↓それでますます歩いても疲れない。

歩いていても疲れない人は、こうした筋肉づくりの良い循環のなかで暮らしているのです。

●腕を不自然に振って歩いていませんか?

歩くときに、腕を振る動作はつきものです。歩くときに、地面を蹴った後ろの足が前方に移動する行為は、重心を後ろに戻す行為でもあるのですが、前に進むためにこの重心を後ろに戻す動きを打ち消す動作も加わります。そのために腰から上の上半身は、腰から下とまったく反対方向にねじれて動くようになっていて、このねじれに連動して、歩行時に腕を振るという動作が起きます。

つまり歩行時の腕は、自然と振れてくるようになっています。わざわざ意識して腕を大きく振る必要はありません。歩行時に腕を不自然に振ろうとしたり、腕の自然な動きを無理に抑える歩き方をすると、歩いていてすぐに疲れてしまうでしょう。

このことがよくわかる例があります。腰が痛いときにコルセットを使ったことがあったら、思い出してください。

コルセットで腰の部分を固定すると、不安定な腰椎《ようつい》を固定することになって腰痛の回復には有効です。しかし一方でコルセットをしたまま歩くと、上半身と下半身の動きがブロックされてしまうのです。そのために、ヘルニアなどでコルセットを着用している患者さんが歩行訓練をすると、不自然に腕を振るか、必要以上に腕を大きく振って歩くことになります。そんなふうに歩いているうちに肩甲骨《けんこうこつ》から背中にかけてだるくなり、ついには痛くなってきます。こうなると、患者さん自身はヘルニアが再発したのかと心配しますが、そうではなく、単に無理に腕を振ったための弊害です。腕を振らないように指導して歩行訓練を再開すると、痛みが出なくなるのです。

歩行時に腕を不自然に振るのは、こうしたコルセットをしている患者さんと同じ状態で、重心移動がスムーズに行われない歩きです。歩行中の不自然な腕の振りが背中の痛みの原因になるでしょうし、不自然な腕の振りが歩行を邪魔していることになります。

正しい歩き方をシミュレーション

〝歩くと疲れる〟悪循環から抜け出すためには、一度、正しい歩き方を理解し、身につけるレッスンも必要です。

まず、「耳の後ろから肩を通り、くるぶしまでが一直線になるように立つ」という、174ページで紹介した正しい立ち方をしてください。その立ち方から、重心を移動する歩き方に入るわけです。正しい歩き方は「かかとから地面につき、かかと、足裏の外側、母趾球《ぼしきゅう》（足の親指の下の膨らみ）へと体重を移動させ、母趾《ぼし》（足の親指）のつま先で蹴り出して前進していく。体重を支えている膝は常にピンと伸ばした状態にする」。教科書的にいえばそうなりますが、これらを1つずつ身体動作に反映するのは難しいでしょう。

そこで、この動作をもっと簡潔にするには、「前足はかかとからついて、後ろ足は母趾でしっかり蹴り出す」です。かかとをしっかりついて母趾で地面を蹴ることができていれば、おおよそ正しい歩き方ができるのです。

かかとからついて重心を移動させると膝が自然と伸びて、疲れない歩き方が可能になります。足の裏の母趾周辺に多く分布するメカノレセプター（全

正しい歩き方

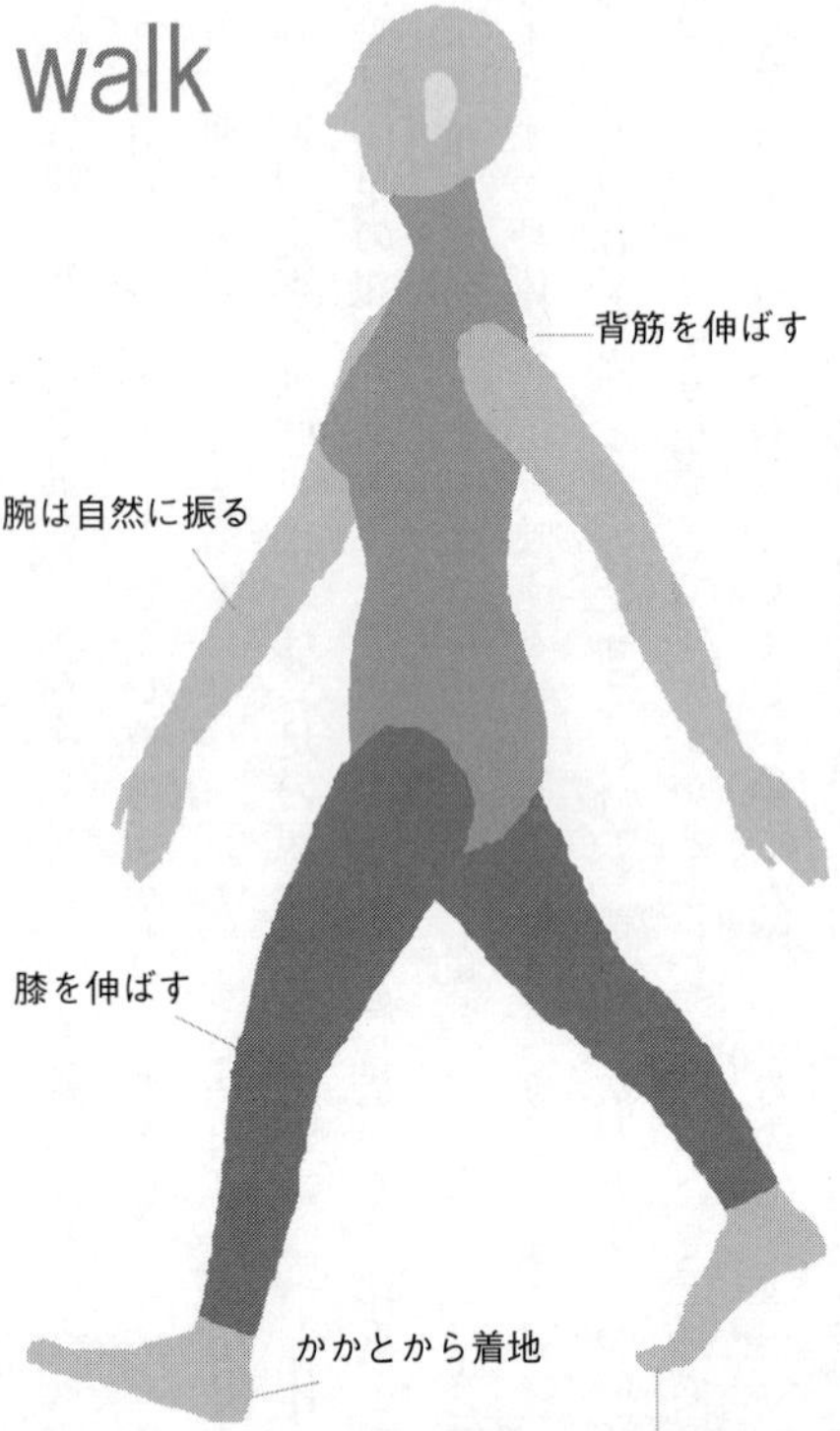
walk
背筋を伸ばす
腕は自然に振る
膝を伸ばす
かかとから着地
母趾はしっかり蹴り出す

身にある脳へ刺激を伝える感覚センサー。足の裏では母趾周辺にあって正しい運動をサポートする）を刺激することで多くの筋肉の活動性が上昇するのです。

繰り返しましょう。「意識してかかとから地面につけ、母趾の先でしっかりと蹴り出して歩く」これが、疲れない歩き、正しい歩きを可能にします。

中高年以降にありがち、間違った歩き方

正しい歩き方との比較をしなくても、薄々は、間違った歩き方をしているとわかっている人も多いはずです。

歩行は参加する筋肉の数が多く、歩くときに参加する筋肉はその人の歩き方のくせ、歩行速度、履物などによって違うわけで、どこかで一歩間違うと間違った歩き方になってしまうでしょう。

中高年以降の間違った歩き方で目にするものは「膝を曲げたままの歩き方」

「上体を左右に大きく振る歩き方」「必要以上に足を持ち上げる歩き方」です。

あなたのいつもの歩き方がこのうちのどれかに該当する場合は、それぞれの歩き方になる原因を理解しましょう。歩き方から、どの筋肉が弱っているかがわかります。

「膝を曲げたままの歩き方」になるのは、まず、立ったときの姿勢が前傾姿勢であることが考えられます。また、歩くときの歩幅が広すぎても膝が曲がります。歩幅を無理に広くすると脚を意識して前に出すことになり、正しく歩くことの要素である蹴った反動で脚を前に出すというポイントや、かかとから着地することができなくなり、おのずと膝が曲がることになるのです。

また、歩くときに腕を強く振りすぎると、走ることに近い運動体勢になり、膝が曲がった歩き方になってしまいます。

「上体を左右に大きく振る歩き方」をしている人は、老化や運動不足による大《だい》臀筋《でんきん》の低下が第一に考えられます。大臀筋が低下すると、重心移動がスムーズにできなくなります。大臀筋の代わりにお尻の奥にある骨盤をねじる筋肉の梨《り》状筋《じょうきん》が働き、上半身と下半身は連動して動き肩を振ったように歩くことになるのです。

とくに変形性膝関節症《へんけいせいしつかんせつしょう》の人は、骨盤を振らないで上半身を振って歩くのでこの歩き方になりがちです。また、梨状筋が疲労して短くなってくると、O脚の原因にもなるでしょう。

「必要以上に足を持ち上げる歩き方」の人は、つまずきやすくなります。自分では決して足を高く持ち上げているつもりはないのに、母趾でしっかりと地面を蹴らずに、足の裏で地面を押すようにしているから、結果として足が高く上がることに。この歩き方では前に進むための脚筋であるふくらはぎの下方のヒラメ筋が使われず、代わってふくらはぎ上方の腓腹筋《ひふくきん》を使うことになって、つまずきやすいのです。

さらに、足を持ち上げるためには大腰筋《だいようきん》を使うので身体が前傾してしまい、前傾姿勢になることでもつまずきやすくなります。

間違った歩き方を改善するトレーニング

ここまでの、中高年に目立つよくない歩き方を見ていくと、重心移動がうまくできないことが大きくかかわっていることがわかります。

しかしながら、これまで無意識で行ってきた歩行時の重心移動を、調整するのは難しいもの。そうした人でも、スムーズに重心移動ができるようになるトレーニングがあります。「後ろ歩きトレーニング」です。

歩行の際の重心移動には、お尻の筋肉の大臀筋《だいでんきん》やふくらはぎのヒラメ筋を鍛える必要があり、94ページと106ページにあるそれぞれの筋力トレーニングも必要になります。後ろ歩きは、この大臀筋とヒラメ筋の両方を鍛えることができる効率的なトレーニングなのです。後ろ歩きでこの2つの筋肉が鍛えられると、重心移動が円滑になり、膝が伸びた正しい歩き方ができるようになります。

普通に歩くときは一方の足のかかとからついてもう一方の足の母趾《ぼし》で地面を蹴りますが、後ろ歩きは、その逆の母趾から地面につくところからスタートします。そのために、後ろ歩きをすると、大臀筋とヒラメ筋の2つの筋肉を前歩きより約6倍も使うことになるので、筋力トレーニングとしての強力な効果も期待できるわけです。

後ろ歩きには即効性もあります。以前、雑誌での歩き方の誌上レッスンで、ある女性エッセイストにこの後ろ歩きをやってもらったことがあります。ご本人も認める前傾姿勢で、どちらかというと歩く際に膝が伸びず、膝を曲げたまま歩いている様子でした。ところが2、3回ほど後ろ歩きをやってから再び歩いてもらうと、その場で膝が伸びた正しい歩き方ができるようになったのです。もちろん、後ろ歩きのトレーニングは1回やれば終わりではなく、少なくとも1ヵ月の間は毎日続けるべきものです。後ろ歩きのトレーニングにより、指摘されてもなかなか改善しなかった歩き方の悪いくせが自然に矯正されていきます。

後ろ歩きトレーニング

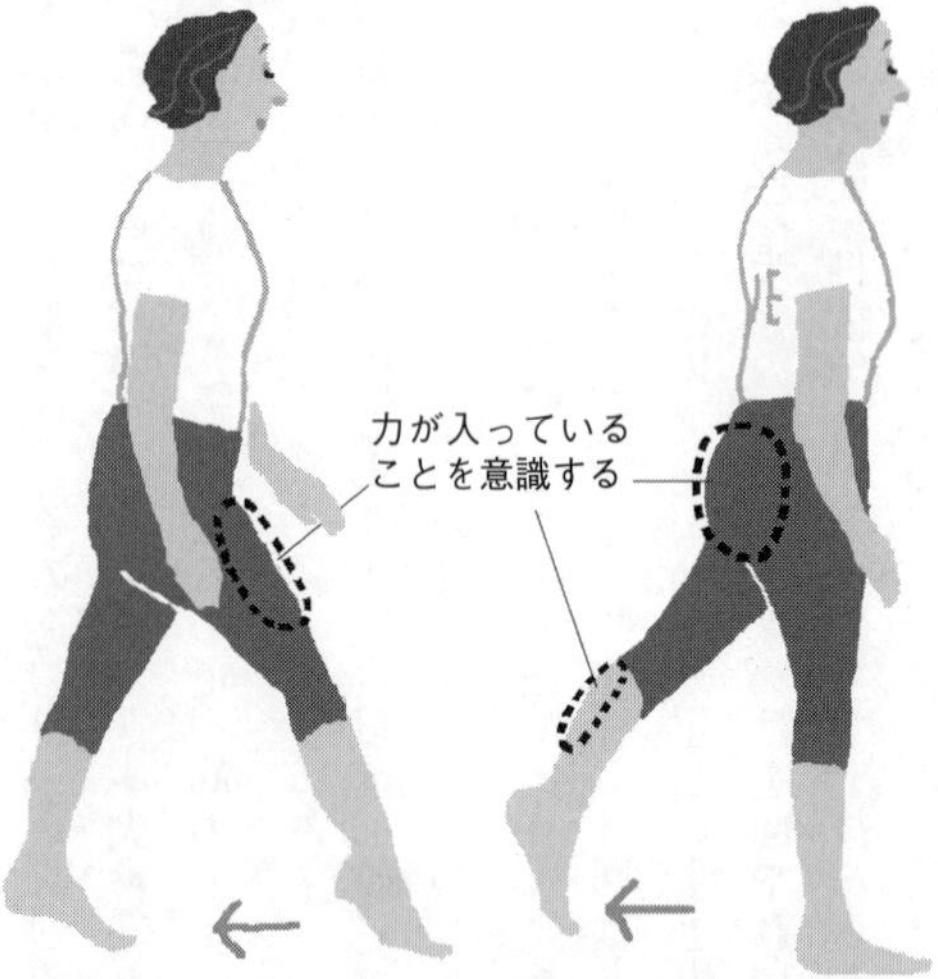

大股で脚を後ろに引き、膝を伸ばして後ろ歩きする。つま先から着地し、母趾で地面を蹴って後ろに歩く。太もも、お尻に力が入っていることを意識して、ゆっくりと体重移動をする

裸足でも靴を履いたままでもOK。1回1分程度の後ろ歩きを、1日に10回ほど行う。

後ろ歩きトレーニングを続けていると、ヒップアップや、O脚の矯正効果も。

1日に1万歩も必要か？

ウォーキングは肥満大国のアメリカで誕生し、日本に伝わりましたが、今では本家のアメリカより日本のほうが熱心です。

ウォーキングで下肢の筋肉が強化されることは他の筋肉への波及効果も大きく、全身の血液循環がよくなり、新陳代謝をよくする働きが期待できます。

現代人の歩行不足を補う有酸素運動の星、ウォーキングでは1日に1万歩は必要だといわれていますが、果たして、

年齢別に見た1日の歩数

平成14年国民栄養調査

区分	歩数
総数	7,421
15～19歳	8,459
20～29	8,225
30～39	8,162
40～49	8,242
50～59	7,928
60～69	7,547
70歳以上	4,517

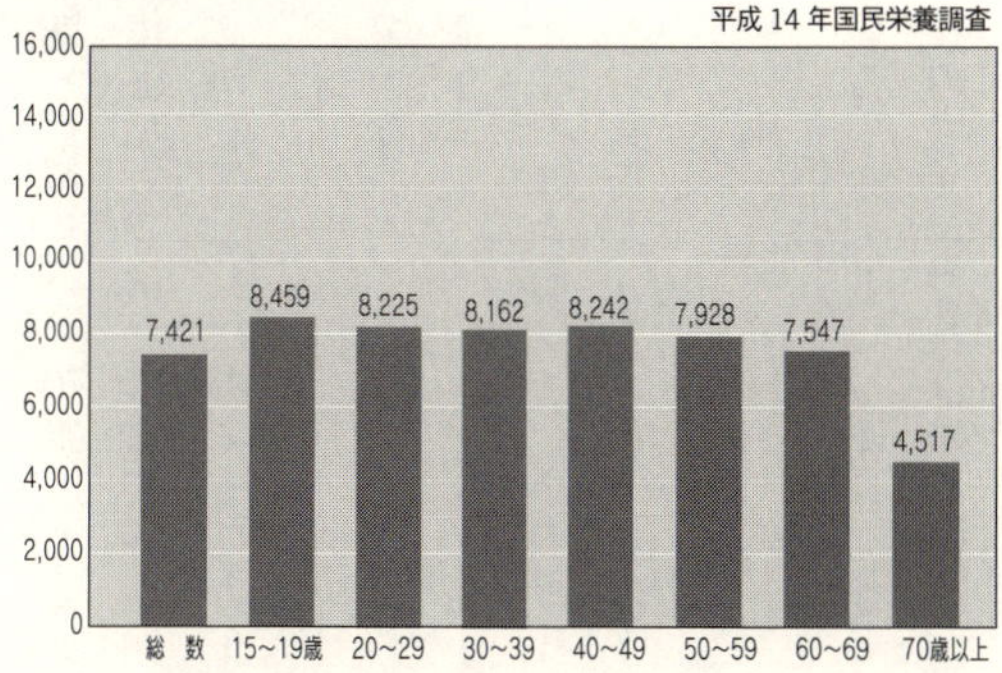

1万歩も必要なのでしょうか。

ここで、201ページの年齢別歩数のグラフを見てください。70歳以上で歩数が激減しますが、60歳代までは歩数に大きな変化はなく、私たちは案外、歩いているではないかと思われるかもしれません。しかし、これはあくまでも平均で、それぞれの年代にはウォーキングブームで1日に1万5000歩も歩いている人がいる一方で、4000歩程度しか歩いていない人もかなりいます。ウォーキングブームの底上げ効果ともいえるでしょう。

こうした現状に対し、4000歩歩いていた人がウォーキングでいきなり1日に1万歩を目標にすると、運動量としては身体への負荷がかかりすぎることになり、関節痛などの原因にもなります。

ウォーキングを始めたとたんに膝を痛めて整形外科に来る患者さんが多いのも、このように無理に頑張って長い距離を歩いている人や、トレッキングなど泊まりがけで長距離ウォーキングを連日続けた人なのです。これは歩く距離を意識しすぎて無理をしていることが第一の原因で、また、長距離を歩いた後のクールダウンがうまくできていないことなども原因として考えられます。

ちなみに、1日の歩数の目標として「1万歩は歩きましょう」といわれるのは、「健康のためには1日300キロカロリー消費する身体運動が必要」と海外でいわれ始めたことに端を発しています。その300キロカロリーに相当する身体運動として歩数をはじき出したら、1万歩という数字が出たというだけなのです。そもそも、1万歩にこだわらなくてはいけない根拠に乏しいでしょう。

ウォーキングでは、ポーズにこだわりすぎて膝や腰を痛める患者さんも少なくありません。

実例　ウォーキング障害（50歳男性の場合）

ダイエットをかねて、週末にウォーキングを始めた50歳の男性患者さんの例です。テレビや雑誌で見たウォーキングのポーズ写真のとおりにしようとし、大股で歩幅を広めて歩くことに熱心だったようです。そのうちに膝や腰に痛みが表れるようになったのですが、ウォーキング仲間に相談したところ、「始めたばかりの人が誰でもなる筋肉痛だから、続けていれば治る」といわれました。しかし、一向に痛みが治まらずに通勤時の歩行もつらくなって当院を受診しました。

この男性のもともとの歩きがどうだったかはわかりませんが、ウォーキングで無理に大股で歩いたことがマイナスになり、かかとできちんと着地することができなくなって、膝が曲がりました。膝が曲がった状態でウォーキングを続けているうちに、膝痛が起きたのです。また、痛い膝をかばって歩くと、よけいに腰を使って歩くことになり、腰痛も起きました。

ウォーキングを直ちに中止してもらい、普段の歩きでしっかりと母趾で蹴ることや、かかとから着地する正しい歩き方をアドバイスしました。また、この患者さんは、膝や腰の炎症が治まってから200ページの「後ろ歩きトレーニング」をするようにしたところ、膝が伸びて姿勢よく歩けるように改善されました。

いずれにせよ、ウォーキングでは歩数や距離、ポーズにとらわれずに、全身の筋肉をまんべんなく使って歩くことです。目標数字ではなく、歩いた後にうっすら汗をかくくらいが、その人の適切な歩数だと考えます。

子どもたちに急増の「浮き指」

最近の歩行不足を象徴する現象が、子どもたちの「浮《う》き指《ゆび》」です。浮き指は30年前の子どもにはほとんどなかった足の異常で、足のどれかの指、とくに第4指、第5指が立ったときに地面につかない状態です。足に墨などを塗って紙に乗せるフットプリントといわれる足型をとると、浮き指かどうかがわかります。

浮き指のまま歩く、立つ動作をしていると、内側の筋肉に比べて外側の筋肉を使うことになり、前述の速筋と遅筋の、速筋のほうをよく使うようになります。

このことは足の裏が平らで、足の裏の中央の窪《くぼ》みであるアーチがない扁平足《へんぺいそく》をつくり、前傾姿勢や膝の障害の原因になります。さらに、長く立っていられない、長く歩けないといった歩行や立位の困難な子どもたちの現象につながります。

ろくに歩けない小学生、電車に乗った途端にすぐ座りこむ中学生、高校生も、おそらくほとんどがこの浮き指でしょう。前述の中高年の姿勢を崩す原因であるアーチの下がった足が、子どものうちから早々と始まっているわけです。

浮き指の子どもが年々増加している原因には、歩行不足や靴や履物の問題が挙げられています。しかし、幼児の足に関する1つの報告に、10年以上前までは扁平足がまったくみられなかった裸足保育を実践するある幼稚園で、反対に扁平足の子どもが急増してきているという報告がありました。仮に靴や履物が原因ならば、裸足保育になれば好転するはずですが、裸足保育を実践しても扁平足は改善されないわけです。

となると、やはり歩行不足が浮かび上がってきます。実際に、裸足保育をしている幼稚園では、徒歩で通園する園児より通園バスを利用している園児の割合が多くなっているのです。

急増の一途である浮き指の予防には、何よりも子どもたちに普段の生活で十分に歩かせることです。「きちんと立つ」ことや「きちんと歩く」ことを身につけてもらわなければなりません。また、改善策として「つま先立ち」（106ページ）や「後ろ歩き」（200ページ）などを繰り返すことも有効でしょう。

実例　浮き指（15歳男子の場合）

ある古典芸能の後継者である15歳の男の子が、正座ができないために来院しました。正座は古典芸能に欠かせない作法ですが、正座をすると膝関節が痛くなり、どうしてもできないらしいのです。検査の結果、膝関節に異常はなく、彼もこの浮き指でした。浮き指によって、歩き方も正しくなかったため膝に負担がかかり、膝痛を起こしていたのです。

前述のつま先立ちや後ろ歩きなどの指導をしながら、ストレッチなども実行してもらっているうちに、1ヵ月で浮き指に改善傾向がみられ、結果として正座もできるようになり、歩き方も正しくなりました。つま先立ちや後ろ歩きは、正しい運動をサポートする感覚センサーであるメカノレセプターを刺激することにもなり、身体運動能力の向上にも役立ちます。

この患者さんの場合は大人になる前のギリギリのところで浮き指を改善させましたが、実際は浮き指のまま大人になる子どものほうが多いわけです。そうした子どもたちが自分の足で何歳まで歩くことができるのか、このことは教育関係者の間でも少しずつ危惧《きぐ》され始めています。

「転ばぬ先の杖」の話

歩くことで起きるトラブルに転倒があり、とくに高齢になると、転倒が寝たきりの原因になることから、転倒を恐れて歩かなくなる傾向もあります。

高齢者が転倒したときの様子を調査した結果で、最も多いのが「普通に歩いていた」という点にも注目すべきです。段差があるところを歩いたからとか、速歩きをしたからではなく、普通に歩いているときに転倒しているのです。

高齢になると筋力が低下して腰が彎曲《わんきょく》し、膝が曲がり歩きづらくなります。歩きづらいので、歩く機会が少なくなって、その結果ますます歩くために必要な筋力が低下するでしょう。そして、普通に歩いて転倒しやすくなるわけです。

私は、歩く機会を減少させないためにも、筋力低下で歩行が難しくなった状態のときに

高齢者の転倒に関する調査

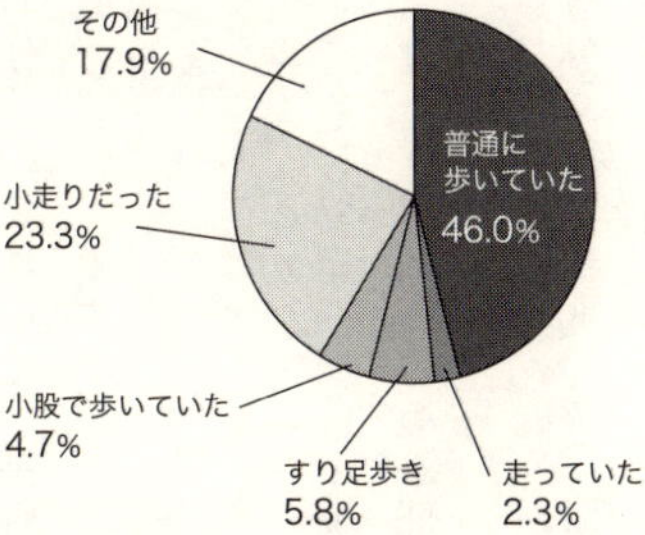

暮しの手帖社調べ

は「杖《つえ》」を使うことを推奨しています。

失敗しないよう事前に入念な準備をすることを「転ばぬ先の杖」といいますが、これは、「転倒して骨折して杖が必要になってから使うのではなく、高齢になったら杖を使って転倒を予防する」ことを指しているといえます。

杖を使ったら杖に頼って足の筋肉が弱ってしまうかというと、そうではありません。

杖には曲がってしまった背中を伸ばす働きがあります。そして痛みがある場合は杖が足にかかる力を腕に分散することで痛みを和らげたり、痛みのある部分を安静にする効果もあるのです。

むしろ早めに杖を使うことが、加齢によって脊柱起立筋《せきちゅうきりつきん》や腹筋が弱って、腰が彎曲するのを遅らせ、最終的に自分の足で歩く能力を長く維持することを可能にするのです。

また40代、50代の人でも、膝痛や腰痛などがあって歩きにくいときに杖を使って歩くと、膝痛があって歩かなくなることからくる歩行能力の低下も防げるでしょう。

ワンマン首相、バカヤロー解散で有名な戦後政治の草分け吉田茂元首相といえば、トレードマークが葉巻とこの杖でした。吉田茂元首相はイギリス紳士風に杖の似合う人で、晩年まで背筋が伸びて、杖をつきながら結局は長く自分の足で歩いていたことで知られています。

吉田元首相の場合は歩行が困難になるなど、絶対的に杖が必要になって杖をついたのでないでしょう。護身的な要素もあって早めに杖をつくようになったともいわれていますが、このように早めに杖を使うことで、膝が曲がらず背筋をシャンと伸ばして歩くことが長く続いたのです。

杖を使いながらの歩行の積み重ねが、歩行に必要なお尻や脚の筋肉の老化速度を遅らせたことが考えられます。

吉田元首相は89歳で亡くなられたわけですが、当時の男性にしては長生きのほうです。ましてや戦後の混乱期の首相、その重責も考えると、長命には杖を使いながら長く歩行能力を維持したことも関係しているのでしょう。

杖を使うと年寄りじみていやだというのではなく、杖を第三の足と考えて早めに利用するというのもいい方法です。

杖は、デパートなど杖売り場で長さも合わせてくれるところで選ぶようにするか、整形外科の理学療法士に相談しても杖の長さや使い方のアドバイスをしてもらえるので、相談してみるといいでしょう。

歩ける筋肉のための靴選び

歩くための道具である靴。自分に合わない靴を履いていると、歩くことの妨げになることは言うまでもありません。歩くためには、自分の足に合った靴を履くこと。足にフィットしない靴を履いていると疲れやすく、足をジワジワ痛める結果となり、足にトラブルが生じます。足にトラブルが生じるとそれをかばうために歩き方が悪くなり、変形性膝関節症《へんけいせいしつかんせつしょう》などの原因になる場合もあるのです。

購入時はウイズとサイズで選ぶ

例えば、足の幅が広めの靴を履いて歩くとすぐ疲れ、外反母趾《がいはんぼし》になりやすいのです。靴底に表記されているEEやEEEといった表示がウイズといわれる足の幅の表示で、細いほうのAAAAからGまであります。

自分の足の幅より広めの靴を履いていると何がよくないかというと、歩くたびに靴の中で足が前に出ます。それで指先が靴先に当たり、母趾が極端に曲がる外反母趾になりやすいのです。これまではヒールが高く、つま先が細い靴が外反母趾の犯人だとされていましたが、それよりも幅の広い靴を履いていることの影響が大きいと思われます。そのことを裏づける要素として、ハイヒールやつま先が細い靴とは無縁の中年や高齢者に、外反母趾になる人が急増しているのです。

たとえ靴のサイズが合っていても、足の幅であるウイズが合っていないと、歩きを邪魔する靴になります。靴はウイズとサイズで選ぶ習慣をつけましょう。

重心移動がしやすい靴を選びたい

歩くときにスムーズに重心移動をするためには、トウブレイクやシャンクという靴の要素も重要です。

指のつけ根のつま先立ちをすると曲がる部分を靴の専門用語でトウブレイクといいますが、地面を蹴る足の動きに添うように、トウブレイクのところで靴がしなやかに曲がってくれる靴が重心移動しやすい、歩きやすい靴です。

さらに、靴のかかと部分が足をしっかり包む適度な硬さを持っていること、蹴り出しを補助するように靴底に適度な硬さと弾力性があること、靴の中で足の指が動かせるだけのゆとりがあることなども、重心の移動をしやすくする条件です。

重量的に軽さを売りにしている靴がありますが、軽量化のために、靴底にシャンクという鋼《はがね》が入っていないものだと、重心移動がうまくできません。土踏まずの下が歩くたびに曲がります。シャンクは体重を支えたり、土踏まずの保護をし、蹴り出しの補助としての役割も重要なので、軽くするためにシャンクの入っていない靴だと、歩く際の蹴り出しがしにくい状態になります。

今後、靴選びの際に、以上のことを確認しながら選んで、歩行能力の向上に役立ててください。

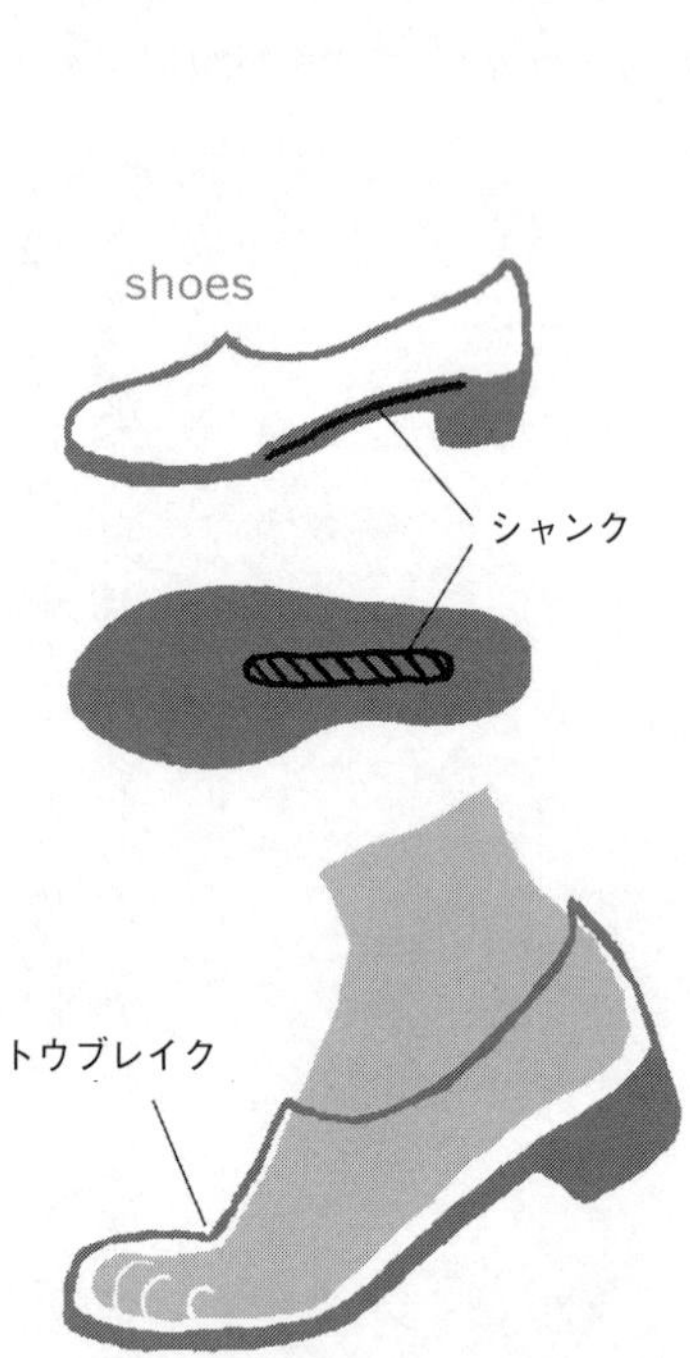

- しなやかに曲がるトウブレイク
- 適度な硬さのかかと
- 適度な硬さと弾力がある靴底
- 靴の中で足の指が動くゆとり
- シャンクの入っている靴

中敷きの利用

理想的な靴は自分の足の木型をとって、それに合わせて作られる靴。ですが、これでは費用も時間もかかってしまい、現実にはなかなか難しいものです。

ほとんどの人は、オーダー靴ではなく量産されている靴を履いているわけですが、量産されている靴を買うときは、できれば、サイズやウイズをきちんと測ってくれ、しかも、サイズ、ウイズともに靴のバリエーションが1つの靴に対して5種類以上ある靴店で選ぶべきでしょう。

そして、量産された靴をもっとフィットさせるためには「中敷き」を積極的に利用することもお勧めです。そもそも中敷きは、市販の靴と足の不適合を調整するためのものです。

合わない靴を履いて膝を悪くしている人の数も多く、整形外科でもこの中敷きの使用を勧めるところが増えています。私も「合う靴がなくて、少し歩いても疲れる」と訴える患者さんには、理学療法士の立場から中敷きの使用をアドバイスするようにしています。

その際には、つけても不快でなく、靴の中で指の動きを邪魔しないもの、トウブレイクの部分は軽くてシャンクの部分は硬いもの、素材が1種類ではなく数種類の素材でできているものを選ぶようアドバイスしています。

中敷きは、靴店で既製の中敷きの中からより自分に合ったものを選ぶ方法と、スポーツ用品店などで自分専用の中敷きを作ってもらう方法、量販店などで売られているプラスチックの中敷きを自分の足に当て、ドライヤーで熱して作る方法などがあります。

ハイヒールだけが悪者ではない

前にもお話ししましたが、一般的にハイヒールを履くことが外反母趾になりやすいとされています。一方で、高齢化比率の高い農村部の男性高齢者にも非常に高い確率で外反母趾が見られます。

まさか、農村部の高齢者が夜な夜な女装してハイヒールを履いて楽しむなどとは考えにくいもの。また、農作業を特殊な履物で行っているなどとも聞きません。普通に長靴を履いて作業をしているだけなのです。

この長靴と高齢者特有の前傾姿勢に、問題があったのです。

人の姿勢と重心の移動には密接な関係があり、前傾姿勢をとればとるほど重心は前方に移動していきます。重心の移動に連動して、重心の下りてくる位置が足の中央部から前のほうへ移動していくわけです。この重心の移動に伴って、足の指が広がったままになる開張足《かいちょうそく》の状態になります。

そして、長靴は靴として足を固定する機能が低いので、履いているうちに足全体が前に移動していきます。そうすればどんなに柔らかいゴム製の長靴でも、足の指が広がった状態が長く続き、繰り返すうちに足の母趾は極端に内側に曲がってきてしまいます。それで、外反母趾になるというわけです。だから、ハイヒールを履いていなくても、外反母趾になります。

ちなみに、外反母趾の発生率に対して、ハイヒールを着用している年数の長さや着用時間とは、従来いわれていたほど相関関係がないことが、日本の疫学《えきがく》調査の結果などからも出されるようになりました。

ヒールの靴でも、前に滑らない工夫としては甲の部分がしっかり固定できること、靴底にカーブがあること、靴の大きさが足の大きさに合っていることなどが満たされれば、外反母趾になりにくく、ハイヒールが悪者扱いされるいわれもないのです。

ただし、現在のピンヒールと呼ばれるヒール部分が極端に細くなっているヒール靴だけは例外で、上手に履きこなすこと自体が難しいだけでなく、捻挫など横方向へのストレスが大きいためにお勧めできません。

正確には、ヒールの高さが5cm以上をハイヒール、3〜5cmを中ヒール、3cm以下をローヒールと呼んでいます。この中で、中ヒールまでが健康に害がないという研究結果も出されています。

私は女性の場合は年齢に関係なく、ある程度は靴にヒールがあったほうがよいと考えます。ヒールが高いと、かかとの位置が指先より高くなるのでアーチを持ち上げることになります。また、ヒラメ筋や大臀筋《だいでんきん》など脚の筋肉を効率よく使うことにもなり、これらは姿勢にいい影響になるのです。

また、ヒールのある靴を履いて歩くと指先が床に強く押しつけられるため、指先のセンサー（メカノレセプター）の働きをよくすることになり、歩行のバランス能力をつける上でも効果的なのです。

日本では、あまりにもヒールのある靴が悪者扱いされてきましたが、外国では、晩年まで自分の足で歩けていた女性ほどヒールのある靴を履きつづけていたというデータもあります。

その1人、故エリザベス皇太后は、101歳でも杖をついて、ハイヒールを履き競馬に出かけていたそうです。セレブ中のセレブで、暮らしぶりが違いすぎるといわれればそれまでですが、ヒールがある靴がすべて足に悪いわけではありません。

「筋肉づくり」に役立つ姿勢と歩き方

- 今のうちに「姿勢」と「歩き方」を見直すだけで、将来の歩行や自立に大きな差が。
- 長く座っていると疲れる、少し歩くと疲れるのは筋肉不足の証拠。
- 疲れない歩き方は「前足はかかとをしっかりとつき、後ろ足は母趾で地面を蹴る歩き方」。
- 中高年からは歩数をかせぐより、正しい歩き方を身につけるほうが健康への効果大。
- 重心移動しやすい靴など、靴選びも歩ける筋肉づくりに大切。

おわりに

モータリゼーションや家庭電化製品が普及することによって、100年前には考えることもできなかったほど移動範囲が拡大し、生活の質も向上し、さまざまな面で便利な世の中になりました。

しかし、便利になった半面、私たちが失ったものも計り知れません。その最たるものが、二足歩行の人間の基本的な営み「立つ、歩く」といった行為の減少です。

その結果、考えられないほど人間そのものが弱くなってしまいました。本来ならダメージにならないような、ちょっとした負荷が日常生活で加わっただけで、腰や膝を始め体のあちこちが痛いという状況にまでなってしまったのです。

いつもより少し歩きすぎた程度でも、身体に不調をきたす状況が普通になってしまったのです。原始の時代に原人がどの程度歩けていたかはわかりませんが、少なくとも昭和の初め頃までは、現在の４㎞、８㎞である１里、２里の距離を日常的に歩いていたはず。現在の少し歩いてもたちまち疲れる状況は、情けない話です。

慢性的な歩行不足、この状況を打破するためには少しでも多く積極的に歩くことを考えるべきでしょう。そして筋力不足などで歩くという行為自体がすでに難しくなっている場合には、大臀筋や内転筋、ヒラメ筋といった「立つ、歩く」ために必要な筋肉をしっかりつければ、再び歩けるようになるはずです。

すべての人が自分の足で歩いて、その寿命を全うできるとは断言できません。が、今までに多くの患者さんが、整形外科的なリハビリテーションの過程とその努力によって再び歩けるようになったのを目の当たりにしてきました。

最後まで歩いて寿命を全うする可能性は誰にでもあります。

そのためには、人任せではなく自分で内容を十分に理解し、筋肉や関節を日常的に継続してこまめに動かしていくことが大切です。

本書では、多くの方に自分の足で末永く歩いていただくために、その準備として中高年のうちにしておくべき運動の方法を紹介してきました。また、背中や膝が曲がり始めてからの運動についての考え方や補助具の使い方にもふれました。

ここまでお読みになったのですから、後はもう実行するのみです。どうかチャレンジしてください。

みなさんが、自分の足で歩ける体をこれからも維持していかれることを願って。

2005年　田中尚喜

本文イラスト　ナムーラミチヨ
本文デザイン・ＤＴＰ　デジカル　デザイン室
編集　加賀田節子事務所
編集協力　新井史子

この作品は二〇〇六年一月小社より刊行されたものです。

百歳《ひゃくさい》まで歩《ある》く

正《ただ》しく歩《ある》けば寿命《じゅみょう》は延《の》びる!

田《た》中《なか》尚《なお》喜《き》

平成19年11月10日　初版発行
平成29年7月15日　8版発行

発行人――石原正康
編集人――菊地朱雅子
発行所――株式会社幻冬舎
〒151-0051東京都渋谷区千駄ヶ谷4-9-7
電話　03(5411)6222(営業)
03(5411)6211(編集)
振替00120-8-767643
印刷・製本―株式会社 光邦
装丁者――高橋雅之

幻冬舎文庫

ISBN978-4-344-41045-9　C0195　た-40-1

幻冬舎ホームページアドレス　http://www.gentosha.co.jp/
この本に関するご意見・ご感想をメールでお寄せいただく場合は、
comment@gentosha.co.jpまで。